你的健康你做主

高绍芳　王香婷◎主编

全国百佳图书出版单位

中国中医药出版社

·北京·

图书在版编目（CIP）数据

你的健康你做主 / 高绍芳，王香婷主编 . —北京：
中国中医药出版社，2022.5
ISBN 978-7-5132-7491-3

Ⅰ . ①你… Ⅱ . ①高… ②王… Ⅲ . ①中医学—保健—
基本知识 Ⅳ . ① R212

中国版本图书馆 CIP 数据核字（2022）第 041188 号

中国中医药出版社出版

北京经济技术开发区科创十三街 31 号院二区 8 号楼
邮政编码　100176
传真　010-64405721
三河市同力彩印有限公司印刷
各地新华书店经销

开本 787×1092　1/16　印张 16.5　字数 249 千字
2022 年 5 月第 1 版　2022 年 5 月第 1 次印刷
书号　ISBN 978 – 7 – 5132 – 7491 – 3

定价　66.00 元
网址　www.cptcm.com

服 务 热 线　010-64405510
购 书 热 线　010-89535836
维 权 打 假　010-64405753

微信服务号　zgzyycbs
微商城网址　https://kdt.im/LIdUGr
官 方 微 博　http://e.weibo.com/cptcm
天猫旗舰店网址　https://zgzyycbs.tmall.com

如有印装质量问题请与本社出版部联系（010-64405510）

序

时逢盛世，福寿安康，但探索健康更是人类永恒关注的话题。中医药学源远流长，是我国劳动人民在长期防治疾病的实践中创造的独具特色的医学，预防疾病和强身保健更是中医学的优势所在。圣人提出"不治已病治未病，不治已乱治未乱"，中医在维系人类健康、减少疾病方面更重于防，在乎养。但是，目前中医药科普宣教力度还有待进一步加强，由于人们缺乏基本的中医药知识，从而对真伪科学的分辨能力较低。许多人趁机打着中医药的幌子做虚假广告，夸大产品的功效，从而骗取钱财，或恶意炒作，用一些低俗的内容糟蹋中医，在误导人们健康养生观念的同时，诋毁了中医药的名声。

随着新型冠状病毒肺炎的暴发，各种临床报道在网络上传播，让大众对健康达到了空前的关注，但网络流传的针对病毒有效的治疗方案和提高身体免疫力的科普宣传让人难以辨别真伪，从而走向盲从的尴尬境地。

我的学生——国家中医药文化科普巡讲专家高绍芳教授，在多年普及中医药文化过程中不断进行总结，根据大众提出的健康问题，从中医的角度阐释病因病机、辨证施养，并给出相应切实可行的综合调养方案，形成了找出问题—阐释问题—解决问题的完善中医调养思路。

本书兼具科普性、科学性、实用性，希望能为弘扬中医药文化做出实实在在的贡献。

纵观全书，内容丰富，中医知识深入浅出，调养方案行之有效，传播了中医文化，改善了人们对中医的认识，实现了广大群众从"治"向"防"的转变，共享健康和谐。

国医大师　李佃贵

2021 年 7 月

前言

中医药学是我国劳动人民在长期防治疾病的实践中所创造的独具特色的医学。随着科技的发展和人们健康意识的提高，中医养生保健也受到越来越多的关注，健康是人类亘古不变追求的目标。

健康中"健"字，由代表身体的"亻"和建筑的"建"所组成，意指身体；"康"字，则由"广"和心有所属的"隶"字组成，意指心灵。在中国五千年来所形成的养生文化中，对于健康早就有了明确的定义，即"虚邪贼风，避之有时，恬淡虚无，真气从之，精神内守，病安从来"（《黄帝内经》）。身心的和谐才是真正意义上的健康，并不是单纯指身体的康健。

信息时代的飞速发展，使健康知识的获取越发便捷，人们可以通过观看养生节目，或从短视频、微信公众号等多种渠道非常方便地获取保健知识。但是，由于人们的中医药学基本知识较匮乏，对真伪科学的分辨能力较低，从而难以保证能够获得正确的中医药知识。究竟哪些才是适合自己的无从知晓，只能盲从！

某些人打着中医药养生的幌子做虚假广告，夸大产品的功效，从而骗取钱财，或恶意炒作，用一些低俗的内容糟蹋中医，在误导人们健康观念的同时，诋毁了中医药的名声，最终使大众对中医药失去了信任。

面对纷杂的养生"论坛"，例如有人说食用长条茄子可以降血脂，有人说生吃泥鳅可以增强体质，有人说我是祖传中医、几代世家……众说纷纭，孰对孰错？只有掌握基本的中医知识，才会心中了然。

　　本书本着教授广大民众最基本的中医药养生知识，并提供切实有效的真正适合自己病症的中医药防病治病方法，下面我们就从中医的角度一点一滴地来讲解中医养生保健知识，让"你的健康你做主"！

高绍芳

2021 年 9 月

目 录

上篇　清清楚楚话中医

中医的健康观 …………………………………… 002

提高机体免疫力——九字方针 ………………… 008

中医治未病 ……………………………………… 011

阴阳与五行 ……………………………………… 015

天人相应的整体观 ……………………………… 019

十二时辰与十二脏腑 …………………………… 021

中医话五脏 ……………………………………… 026

中医的辨证施养 ………………………………… 031

中药剂型如何选择 ……………………………… 035

如何看待大处方和秘方 ………………………… 037

中医不是"慢郎中" …………………………… 040

中医也能治急症 ………………………………… 045

发热不能过用寒凉药 …………………………… 048

激素的利与弊 …………………………………… 051

抗生素的利与弊 ………………………………… 054

维生素的利与弊 ………………………………… 056

输液的利与弊 …………………………………… 059

如何看待癌症及放化疗 ………………………… 061

壹 头面部 ……………………………………… 066

健康从"头"开始 …………………………………… 066

看面识"病" ……………………………………… 068

耳鸣耳聋怎么办 …………………………………… 072

中医支招治眩晕 …………………………………… 075

讨厌的麦粒肿 ……………………………………… 078

神仙也怕脑后风 …………………………………… 081

"头痛"不能只医"头" ……………………………… 083

聊聊"脱发、秃顶"那些事 ………………………… 086

年少白了头，中医来解愁 ………………………… 090

痤疮不能乱用"消炎药" …………………………… 092

鼻炎年年犯怎么办 ………………………………… 095

反复起口腔溃疡如何调 …………………………… 098

说说打呼噜 ………………………………………… 101

预防脑卒中你做对了吗 …………………………… 104

贰 胸部 ……………………………………… 107

肺健康的中医标准 ………………………………… 107

心脏功能如何判定 ………………………………… 110

咳嗽咳痰怎么办 …………………………………… 113

中医辨证讲"胸闷" ………………………………… 116

中医谈谈"高血压" ………………………………… 119

糖尿病不可怕，可怕的是并发症 ………………… 123

心口疼是哪里出了毛病 …………………………… 128

失眠怎么办 ………………………………………… 130

牛皮癣会传染吗 …………………………………… 133

春秋季，皮肤过敏怎么办 ················· 135

心脏急救，中医教您怎么办 ··············· 138

甲状腺、乳腺、子宫疾病，中医可以异病同治 ··· 141

叁 腹部 ································· 145

谈谈脾胃那点事 ······················· 145

胃痛怎么办 ··························· 148

你的肝，功能正常吗 ··················· 150

腹胀怎么办 ··························· 153

水走肠间话腹泻 ······················· 156

通便不能乱用泻药 ····················· 159

盆腔炎如何调理 ······················· 162

子宫肌瘤一定要切掉吗 ················· 165

怀孕如"种地" ······················· 168

肆 四肢躯干 ························· 170

动一动，养养你的"精气神" ············· 170

你的肾"虚"吗 ······················· 172

僵硬的背部是对健康的警告 ··············· 176

颈椎病是如何"炼成"的 ················· 179

摆脱"五十肩" ······················· 183

下肢静脉曲张不要慌 ··················· 186

下篇 明明白白做养生

三分治七分养 ························· 190

你了解"气血"吗 ····················· 192

五脏火如何区分、调理 ················· 195

如何理解中医的痰湿 …………………………… 199

祛除寒湿有妙招 ……………………………… 203

灸出你的健康来 ……………………………… 205

三伏贴、三九灸，你了解吗 ………………… 208

五季更替该如何固本 ………………………… 211

"春捂"该"捂"哪儿 ……………………… 213

六味地黄丸你真的会用吗 …………………… 216

安宫牛黄丸是保健品吗 ……………………… 219

疫情隔离下的中医防治调养 ………………… 221

由"双黄连"谈防疫 ………………………… 223

最好的药物就是食物 ………………………… 225

小小调料，大大功效 ………………………… 229

住得"好"，身体才会好 …………………… 233

五"劳"伤身，你占几"劳" ……………… 236

长期熬夜对身体的危害 ……………………… 238

年轻人的错误养生观 ………………………… 241

老年人如何保健 ……………………………… 243

小儿反复感冒怎么办 ………………………… 247

女人爱护自己，从自测开始 ………………… 249

上篇

清清楚楚话中医

中医的健康观

随着人们经济条件的改善和生活质量的提高，健康观也从"有吃、有喝、有穿"转变为"吃好、喝好、穿好"，健康成为人们追求的最终目标。在中国几千年的历史长河中，人们采用各种养生保健的方法来减少疾病，增强体质，以期康健而益寿延年。那么什么才是健康呢？人又是怎么得病的呢？影响健康的因素有哪些呢？下面我们就从中医的角度来解答这些问题。

一、西医学的健康观

健康是什么？早在 1948 年世界卫生组织（WHO）就指出："健康不仅仅是没有疾病和缺陷，而且是指身体、心理和社会的适应性处于一个完全的完满状态。"这和我们中医的健康观是一致的，即人的健康不仅仅是检查指标无异常，还包括"身、心、灵"的健康。

二、我的中医"健康观"

作为一个中医人，我是怎么定义健康的呢？用中医术语来概括，就是"阴平阳秘，五脏调和"。《素问·生气通天论》说："阴平阳秘，精神乃治；阴阳离决，精气乃绝。"中医防治疾病，就是在用各种方法来调整我们机体阴阳的不平衡。"治病必求于本，本于阴阳"，调整阴阳的平衡，是中医防病治病最终要达到的目的。

如果用更通俗的语言来表达健康，那就是：能吃，能喝，能睡，机体的各种功能能够正常发挥，这就是"健康"！生活中有不少带瘤生存的人，瘤体与机体共存，和平相处，丝毫不影响他们的生活质量，这也是一个通俗意义上的相对"健康人"。

健康疑问：

假设我患有乳腺癌，没有什么不舒服的地方，能吃、能喝、能睡，身体各项功能能都很正常，那么癌瘤必须手术切除吗？切除后还要再进行放化疗，彻底将癌细胞杀灭吗？

专家答疑：

医生的职责就是：有时能治愈，常常去帮助，总是去安慰。在这个原则的指导下，我认为具体问题要具体分析。在瘤体不影响我们生活质量的前提下，根据个人的需求而定。如果个人非常抵触手术，并且瘤体也不影响我们的生活质量，可以不去切除，考虑带瘤生存保守治疗；如果影响到我们的生活，造成痛苦和不便的话，又符合手术的适应证就得采用手术切除，杜绝瘤体再长才是根本。而放疗、化疗等方法，我认为是"杀敌一千自损八百"的招，也要就患者的机体状况而定，不是万不得已，尽量不做。很多患者并不是死于癌症，而是死于放化疗。只要瘤体不干扰我们的生活，不影响我们的生活质量，和谐共处，即是阴阳平衡的体现，这才是生存之道。

三、如何判断身体是否健康

现代人大多认为医院检查没有异常就是健康。我认为，身体健康的评定并不能只看检查指标是否正常，我们应当根据检查结果，结合临床的症状和体征综合而定。

健康疑问：

曾经有个朋友，平时看着壮得跟牛一样，结果某一天突发心肌梗死去世了；还有个朋友自觉胸闷心慌、心前区疼痛等，但是心电图、心脏彩超、冠脉造影都没有查出问题。您说他们是健康呢，还是有病呢？

专家答疑：

肯定不健康，都有问题啊！第一种情况，虽然他平时没有什么自觉症状，但机体内部已经出问题了，而且也一定会有外在的体征，能够反映机体内的不平衡状态，用中医的望、闻、问、切四诊合参，就不会漏掉任何"蛛丝马迹"，现代医学就运用了先进的技术让我们对自己的身体有一个更加真切的认识；第二种情况，这个人有不舒服的自觉症状，但是没有临床当中客观指标的异常，就是一个健康的人吗？"检查"在我看来，可以说是我们中医望诊的延伸。例如在相关脾胃病的辨证中，属于虚寒证候的胃病，胃镜下往往会有溃疡、萎缩性胃炎等的病理表现。"检查"仅仅只是观察的一种方式，临床这类报道很多，故此我认为临床的检查结果仅供参考！检查指标无异常而确实有症状，症状和体征都是我们检验身体状况的客观指标，哪一个都要重视，这种情况也不能称之为"健康"。

我们不能仅凭西医学的检验标准来判断身体是否健康。中医认为，"有诸内必反映于外"，患者检查虽然正常，但是已经有不舒服的自觉症状或存在异于常态的外在体征，这就说明机体存在内在的不平衡了，就是已经出现病证了。中医病证的出现往往先于检查指标的异常，由此可见其更具科学性。（图1）

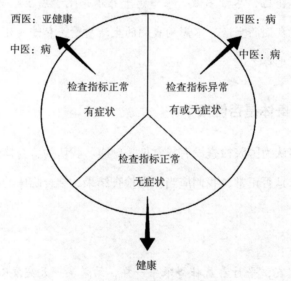

图1 中西医健康评定示意图

四、正邪交争的疾病观

身体健康，不生病或少生病是我们共同的追求，那人又是怎么会生病的呢？

中医认为，由于各种原因导致机体的阴阳平衡遭到破坏，并且不能自我修复便会生病，此即"正邪交争的疾病观"（图2）。

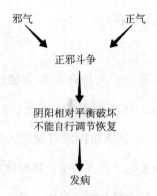

图 2　正邪交争的疾病观

在正邪交争的发病观中，"正"是相对于邪的一种称谓。通俗地讲，就是指机体内具有抗病驱邪、调节修复能力的细微物质；而"邪"就是导致疾病发生的一切因素。以新型冠状病毒性肺炎为例：新型冠状病毒就是邪，它入侵机体后，在机体内与正气争斗，从而导致机体阴阳相对平衡遭到破坏，不能够自我修复，就会发病。正气是决定发病的内在因素也是决定性的因素，邪气是发病的重要条件，所谓"正气存内，邪不可干"（《素问·刺法论》）。"邪胜正"则会使人发病或病情恶化；"正胜邪"则不发病或病情趋于好转。如在进行新型冠状病毒性肺炎核酸检测时，有的被检者虽然检查结果为阳性，但并没有症状，也没发病，这就是在邪正交争中"正胜邪"的情况。

由此可以看出，正气在发病的过程中起着决定性的作用。那我们如何才能维护正气，不得病呢？这就需要从气血、阴阳、五脏的功能入手，针对致病因素采取相应的措施。

如果病是因为生气所得，最好的治疗就是使其开心即可；如果病是因为受凉所得，喝一碗姜糖水，可能就可以解决问题，不见得非得吃药！总之，疾病反映了正邪交争所导致机体阴阳的不平衡，而治病就是用一切办法恢复其"阴平阳秘"的平衡状态。

五、影响健康的因素

影响人体生命健康的因素，大体包括遗传因素、环境因素、医疗卫生条件及人们的生活方式等各个方面的内容。

1. 遗传因素

影响人体生命健康的因素中，大约有 10% 为遗传因素，中医体质学就可以归属这一范畴。不同的体质，在临床表现上有独特的差异性。例如我们常说的"胖人多痰湿，瘦人多虚火"就是体质因素对健康的影响。人的体质特异性往往决定着人体对某些疾病的易感性。也就是说，某种体质的人容易患某些病，又称发病的趋向性，甚至决定和影响着疾病的发生、发展、预后等整个演变过程及治疗上的难易程度。

2. 环境因素

影响人体生命健康的因素中，大约有 30% 为环境因素。环境因素包括自然环境和社会环境。人们生活与自然、社会变化息息相关，一旦这种"天人相应"的关系被破坏，就会导致机体阴阳不平衡而致病。

（1）自然环境："一方水土养一方人"，可见自然环境对人的健康影响举足轻重！

举例：自然环境因素导致湿疹

有一位湿疹患者，她是土生土长的北方人，高中毕业后考取了湖南长沙某大学。刚去南方不适应当地湿热的气候，以及偏辣的饮食，再加上夏季入学穿着长衣长裤军训了两周，以致全身出现湿疹，瘙痒难耐。究其病因是由于南方湿热之邪盛，困厄机体；再加上饮食过于辛辣，引起脾胃的损伤，脾失健运，内湿滋生，内外合邪，湿热浸淫肌肤所致。其母亲找我咨询，在详细了解情况辨证后，我开了健脾利湿、清热解毒方药，一周后患者全身湿疹消退，瘙痒消失。这就是自然环境对发病所造成的影响。

（2）社会环境：古时兵荒马乱，食物也有限，每逢大灾，就会有大疫。现在这个年代，没有多少人是吃不饱穿不暖的，可反而因为吃得太好，吃得过多，导致体内代谢产物过剩、堆积造成疾病的产生。现代社会人们过的是快节奏的生活，压力过大，故此心理疾病也应时而生。这都充分体现了社会环境对发病所造成的影响。

举例：社会环境因素影响造成"青春痘"

一考研女学生，在南方上学，脸上长满痘痘，自行购买药物治疗，未见有效。于是找我就诊，询问得知其近期常失眠，不思饮食，考虑其因考研压力过大，肝郁气滞和湿热毒邪侵袭所致。在"三分治，七分养"理念的指导下，用疏肝理气、健脾运湿的治疗方药，并要求她改变生活方式，调整心情，治疗 2 周后，痘痘就消失了。

3. 医疗卫生条件

影响人体生命健康的因素中，约有 10% 为医疗卫生条件的影响。

举例：医疗卫生条件差的地区，患者没有定期检查，病重而不自知

新型冠状病毒肺炎（简称新冠肺炎）疫情期间，大家都在家进行隔离，看病不方便。有个患者便秘 40 多年，平时健壮如牛，一直从事农活，但却连续高热好几天（排除新型冠状病毒感染），并且一到晚上烧得更重，睡不着觉，大便几天未解，特别干硬，神志躁狂，胡言乱语，舌红苔黄厚燥，脉不详，曾用过谷维素等调节神经的药，没有效果。因为正是新冠肺炎疫情期间，看病不方便，于是电话向我咨询。从症状上来说，大便秘结，这是阳明实热证；邪热上扰神明，所以出现躁狂、胡言乱语；又因肺与大肠相表里，故建议他做腹部和肺部的检查，还有头颅的 CT 检查。结果检查出来是肺癌已经脑转移了，医院病危通知已下，情况不容乐观。

因为在农村，医疗条件比较差，很多人往往没有定期体检，导致一些疾病无法早期发现。如果这个患者能够定期体检的话，可能就会早期发现肺癌，及时治疗。这就是医疗条件的影响。

4. 生活方式

影响生命健康的因素中，约 50% 是因生活方式的不健康所造成的。所谓生活方式，通俗地讲就是我们平时的衣、食、住、行。

（1）衣：现在的小姑娘都爱美，夏天喜欢穿露脐装、超短裙，加上贪凉，长时间在空调屋里待着，就很容易使腹部受寒，出现宫寒的情况，痛经、多囊卵巢综合征、盆腔积液等妇科疾病也会因此而生。

（2）食：现在大家的生活条件好了，物质也丰富了，不愁吃喝，如果不注意，就容易造成营养过剩，体内痰湿瘀滞，影响身体健康，导致高脂血症、高黏血症、糖尿病、高血压、肥胖、脂肪肝等疾病的发生。

（3）住：居住环境对人的健康也是有影响的。

举例：荨麻疹患者久居寒湿之处，疾病复发

我曾治疗一位荨麻疹患者，治疗效果显著，病情好转。但因为其居住在一楼阴面，寒湿之邪偏盛，荨麻疹又随之复发。夏天人们都爱在空调屋里待着，也容易导致一些寒湿病证。

（4）行：适当地运动能够激发体内的正气，增强体质。但是运动量超过了人体耐受的限度，就会引起身体的损伤，如久行伤筋。中医要求我们动静结合，过犹不及，一定要把握适合自己的度。

举例：久行造成半月板损伤

某40多岁的女性，体胖，不经常运动，原来每日走路一般都不超过1000步。有一天她突然意识到锻炼的重要性，于是选择快走，一天走2万～3万步。过犹不及，结果没多久过度行走造成半月板损伤。

提高机体免疫力——九字方针

老百姓常说"免疫力强的人就不容易生病"。免疫力是指机体本身具有排除异物、保卫自己的免疫系统，即机体内在的抗病能力和自愈能力。那从中医的角度如何解释？又如何才能真正提高免疫力？

一、从中医角度认识免疫力

1. 从正邪角度

中医的发病观：疾病是正与邪相互作用的结果。正气，是指机体内具有抗病驱邪、调节修复能力的细微物质；邪气，则是导致疾病发生的一切因素。

《内经》有云："正气存内，邪不可干。""邪之所凑，其气必虚。"可见正气不足乃是疾病发生的决定因素，而邪气则是疾病发生的重要条件。

一般而言，体质强壮者，正气旺盛，抗病力强，邪气难以侵入致病；体质羸弱者，正气虚弱，抵抗力差，邪气易于乘虚侵入而发病。因此，我们应该从培补人体的正气方面入手，提高人体免疫力，让机体自己变强，从而达到防病、治病的目的。

2. 从脾胃角度

我的观点：中医的免疫系统多归属于脾胃，脾胃功能强盛了，机体的"防御系统"就不容易出现"漏洞"，不易被外邪侵袭，也就是免疫力变强了，机体变强盛了。

中医认为，脾胃能够把外在的饮食物转化成水谷精微之气，水谷精气又化生为卫气和营气。《黄帝内经》云："其气内干五脏，而外络肢节。其浮气之不循经者，为卫气；其精气之行于经者，为营气。"

卫气源于脾胃所化生的水谷之气，具有温养内外、护卫肌表、抗御外邪、滋养腠理、开阖汗孔等作用；营气，行于脉中，是血液的重要组成部分，可以化生血液和营养全身。卫气其性慓疾滑利，行于脉外，防御外邪，如六淫之邪（风寒暑湿燥火）或疫戾之邪（如新型冠状病毒）的入侵。通俗地讲，卫气就像是保护我们人体的"金钟罩"，帮助我们抵御外邪。

脾胃为气血生化之源，后天之本，为机体免疫提供物质基础。脾胃盛，则正气强，在外可以抵御外邪，在内可以增强自身各脏腑的功能。脾胃强，则机体强，能吃能喝，吃嘛嘛香，则气血荣润，面色如常、红黄隐隐、明润含蓄，四肢有力。这就是中医的免疫系统，来源于脾胃。

3. 从气血阴阳的角度

《内经》曰："生之本，本于阴阳。"只有维持阴阳之间的正常关系，才能达到"形与神俱，而尽终其天年，度百岁乃去"。故《素问·生气通天论》曰："阴平阳秘，精神乃治；阴阳离决，精气乃绝。"从中医阴阳的角度来说，阴阳平衡，阴阳各守其位，精神才能正常，机体才强盛，才不易受外邪侵犯，也就是免疫力才强。

从中医的气血理论又如何看免疫力？

《灵枢·营卫生会》中说："中焦亦并胃中，出上焦之后，此所受气者，泌糟粕，蒸津液，化其精微，上注于肺脉，乃化而为血，以奉生身，莫贵于此，故独得行于经隧，命曰营气。"可见，气血的生成取决于脾胃的生化之源及肺的作用。当某种病因侵袭人体并造成阴阳不平衡时，气血也会受到影响，成为导致某些疾病的根源。气充血足，四肢百骸和经络筋脉得到充分的濡养，则经络畅通，身强体健，才有足够的能力抵抗外邪，也就是所说的免疫力强不易患病。

二、中医如何提高机体免疫力

中医疾病观认为，正气不足是疾病发生的决定因素，而邪气则是疾病发生的重要条件。因此，我们可以从扶正和祛邪两个方面来提高机体的免疫力，从而防治疾病。这里，引用我的导师李佃贵教授的九字方针——静心气，提正气，抗浊气。

1. 静心气

《素问·上古天真论》中说："夫上古圣人之教下也，皆谓之虚邪贼风，避之有时，恬淡虚无，真气从之，精神内守，病安从来。"

这就告诉我们，保持一个平和的心态，"恬淡虚无"，人体当中的"真气从之，精神内守"，就不会得病。这与西医学的健康观也是一致的。健康不只是身体没有疾病，心理也要健康。所以要静心气，以扶助正气。

专家支招：

（1）听音乐。听些舒缓的音乐，让心情平静，中医又有五音调五脏。

（2）打坐。每天花半个小时或者一个小时静坐，抛开周围的一切，让自己的心平静下来，气血调和。

（3）阅读、瑜伽等。这些事情可聚心神。

2. 提正气

免疫力下降，说明正气亏虚了，机体变弱了，虚则补之，又《医学入门》说

"虚者灸之"，艾灸可以补虚扶正，是提高免疫力的很好方法。

专家支招：

艾灸强壮穴：涌泉、关元、足三里、命门、神阙。

3.祛邪"抗浊气"

"浊气"可以从两方面来理解：一方面是身体之外的浊气，比如中医常说的外感六淫中的湿浊之邪及"疫疠之邪"（如新型冠状病毒）；另一方面是我们内在的浊气，比如中医所说的内生痰湿之邪。

如何避免外在浊气的"污染"呢？例如我们可以常开窗通风，让外在的浊气流通开；也可以戴上口罩，切断传播的途径，从而抵御外在浊气入侵；还可以在房间点燃艾条，从而达到消除浊气的目的。

那内在的浊气又如何祛除呢？

专家支招：

清浊养生茶。

梨1个去核，山楂4～5个，白萝卜1小根。煮水代茶饮，不加糖。

梨，能够滋阴清热，且煮过之后，能够去除梨的寒凉之性，故又不伤脾。山楂，消食化滞，还能够活血化瘀。白萝卜生升熟降，熟用能够通腑泻热，促进大便的通畅。注意：此茶不用放糖，有梨的甜味即可，放糖过多会太过甜腻，反而影响脾的运化功能。

总之，要想真正提高机体免疫力，让机体变强，中医认为必须要固本，即提高自身正气。只要体内正气充沛，致病的邪气就无法侵袭机体，所谓"正气存内，邪不可干"（《素问·刺法论》）。培补正气就是防病的良方。

中医治未病

中医"治未病"具有未病先防、已病防变、愈后防复三方面的内涵，让我们就从这三方面来了解一下中医"治未病"。

一、未病先防

《素问·四气调神大论》云："圣人不治已病治未病，不治已乱治未乱……夫病已成而后药之，乱已成而后治之，譬犹渴而穿井，斗而铸锥，不亦晚乎？"提出中医诊治疾病要从预防开始，不应等到疾病发生了再来治疗，应该在疾病未发生的时候就采取措施进行预防，以避免疾病发生，即未病先防。

中医讲"正气存内，邪不可干"。因此，可通过各种方法来增强人体正气，提高机体的抗病能力，从而达到未病先防的目的。

大家所熟悉的"三伏贴"就体现了未病先防的理念。它是在一年中人体与自然界阳气最旺盛的三伏日这一时期，用温阳散寒药物贴敷相应穴位，以扶助人体的阳气，调整脏腑的功能，恢复阴阳平衡，从而达到预防疾病的目的。

典型病例：反复感冒的未病先防

某患者自述冬天易反复感冒，向我咨询。我四诊分析后，建议其可在夏天进行三伏贴治疗。患者治疗后，反馈当年冬天感冒明显减少，后嘱其连贴 3 年以巩固疗效。患者冬天易反复感冒是因正气不足，抗病能力低下所致，三伏贴能够增强人体正气，改善患者体质。

未病先防除了增强正气，提高抗病能力以外，还要注意避免邪气侵害。正如《内经》中所提到的"虚邪贼风，避之有时"，就是要适时增减衣物，注意防护，规避邪气的侵害。

此外，还要戒除一些不良生活习惯，涉及衣食住行的各个方面如熬夜、长时间玩手机、玩游戏、光脚走路，避免不良生活习惯对身体的侵害。

二、已病防变

《素问·阴阳应象大论》说："故邪风之至，疾如风雨，故善治者治皮毛，其次治筋脉，其次治六腑，其次治五脏。治五脏者，半生半死也。"说明疾病发展是从皮毛到筋脉，再到六腑，最终到达五脏；病情由表入里，由轻到重，病情越重越难治。故此，我们要在疾病发生之始，做到早诊断、早治疗，以防治疾病的发展及传变，即已病防变。可以采用相应的预防措施，先安未受邪之地。

例如患有肝病的患者，除了平素急躁易怒、胁肋胀痛或爱生闷气等表现外，往往也会伴有食少、腹胀、腹痛欲便、泻后痛减等症状。患者平素急躁易怒、胁肋胀痛是肝失疏泄，气郁化火的表现；而食少便溏、腹胀等则是脾虚的表现，根据中医五行学说当中"生克制化"关系，脾虚的表现在此是由于"肝木克脾土"导致的脾虚不能运化食物。故此，在治疗肝病的同时，需要健脾，顾护脾胃，先安未受邪之地，这就是已病防变。

三、防止疾病的复发

防止疾病的复发，是指在疾病治愈后，要从生活的衣、食、住、行等各方面注意调养，防止疾病复发。

"邪之所凑，其气必虚"（《素问·评热论》），当某个脏腑组织功能下降，此处便是薄弱环节，一旦遇到诱发因素就会触感而发；另外一方面就是治疗的不彻底，临床上往往症状和病情不成比例，患者认为没什么不舒服了，身体各项指标和体征也正常了，就是疾病痊愈了，但此时很大的可能是体内仍然不平衡，有潜伏的病邪存在，一旦遇到任何诱因，都会导致疾病的复发。张仲景在《伤寒论·辨阴阳易差后劳复病脉证并治》中，将病证复发分为劳复、食复、药复、情复。

1. 劳复

疾病愈后避免消耗人体的正气，有因工作、学习和运动而过劳，或是房事过劳，都可导致"劳复"。尤其是疾病初愈，体虚未复，劳力则易汗出，而体表不固，造成机体易受外邪侵袭，引起疾病复发。

典型病例：感冒过劳复发

某患者感冒痊愈后，早起去公园锻炼，围着公园跑了十圈大汗淋漓，回到家中就感觉到浑身发冷，喷嚏连作，引起感冒复发。我们做什么都要有度，大汗后腠理打开，外邪易入侵，而且汗是津液的一种形式，津能载气，故人体在大量流汗后会造成气的损失，这就是过劳引起疾病复发的典型病例。

因此，疾病愈后，虽可以通过运动增强抗病能力，但不可过劳，应做到劳逸适度。

2. 食复

《伤寒论》说："病人脉已解，而日暮微烦，以病新差，人强与谷，脾胃气尚弱，不能消谷，故令微烦，损谷则愈。"说明疾病初愈，脾胃尚虚，还不能正常地消谷，此时应适当减少食物的摄取，来促进脾胃功能恢复。若"强与谷"，会使食物停于胃中，积而不化，损伤胃气，从而导致"食复"。

典型病例：食复发热

某患儿发热，经治疗后已退热，后因食用韭菜，导致高热又起。中医称韭菜为"起阳草"，故使热退复起。这是食物引起疾病复发的典型病例。

最好的药物就是我们的食物，食物也有寒热温凉四气的差异和酸苦甘辛咸五味的不同，一定要根据我们的身体状况合理饮食！疾病愈后应更加注重饮食调理。

3. 药复

疾病初愈，正气未复，余邪尚存，此时滥用补药或药物调理不当，致使机体虚不受补，反而助邪伤正，导致疾病复发，这就是"药复"。

典型病例：愈后大补遭祸殃

某患者疾病愈后，体虚无力，遂吃人参来补身体，却导致疾病复发。人参为大补之品，疾病初愈脏腑功能未复，机体虚不受补，补药会在体内壅滞，导致疾病复起。这是药物引起疾病复发的典型病例。

因此，疾病愈后，应在医生的指导下，进行药物调理，不能随便乱吃补药。有是证用是药，才是用药的硬道理！

4. 情复

疾病初愈，由于情志过激而导致疾病复发，此乃"情复"。疾病恢复期，因情绪波动过剧，或持续过久，导致脏腑功能失常，为余邪再度猖獗创造了条件，从而诱使旧病复发。比如高血压、心绞痛等患者受到强烈的刺激后，导致情绪波动剧烈，很容易复发，甚至昏倒在地。

因此，疾病愈后，应保持情绪稳定，心态平和，避免情绪波动和精神刺激，因为"恬淡虚无，真气从之"！"治未病"是中医预防和治疗疾病的原则，我们要从未病先防、已病防变、愈后防复三方面出发，注意生活上起居有常，心理上做到恬淡虚无，才能维系我们的身心健康。

阴阳与五行

"阴阳"和"五行"是中医理论的哲学基础，贯穿于中医学理论体系的各个方面，是中医理论不可或缺的一部分。

一、阴阳

中医认为，各种原因导致机体的阴阳平衡遭到破坏，并且不能自我修复就会发病，而治病无论是采用药物疗法还是非药物疗法，都是纠正人体阴阳的偏性，从而达到一个阴平阳秘的健康状态。

1. 阐释人体的病理变化

《素问·阴阳应象大论》指出："阴胜则阳病，阳胜则阴病。阳胜则热，阴胜则寒。"阳偏盛，以热、动、燥为特点，故可见壮热、烦渴、面红、目赤等症；阴偏盛，以寒、静、湿为特点，故可见形寒、肢冷、恶寒、腹痛等症。

2. 指导养生防病

《素问·四气调神大论》说："夫四时阴阳者，万物之根本也，所以圣人春夏养阳，秋冬养阴，以从其根，故与万物沉浮于生长之门。"阴阳学说认为，人体的阴阳与四时阴阳变化相适应，就可以延年益寿。随着一年四季阴阳的更替，人也在进行着"春生、夏长、秋收、冬藏"这一生长化收藏的过程。因此，养生最根本的原则就是要"法于阴阳"。

3. 指导临床治疗

药物有寒热温凉之性，温热属阳，寒凉属阴。中药治病就是用药物的偏性来纠正人体阴阳的偏性。这就是中医用阴阳理论来指导临床治病。

"谨熟阴阳，无与众谋"（《素问·阴阳别论》），简单地说，就是只要你全面准确地掌握了阴阳的内涵，诊治的时候就会看透疾病的本质，不需要跟其他人商量，因为道理都是清清楚楚的。灵活运用阴阳学说，可以解释各种疑难病症。

例如：脊髓空洞症发热的患者"吃肉热退"的阴阳解说

一般感冒发热的患者是不适合吃肉食的，有的患儿发热刚愈，饮食不注意，只要一吃肉就又烧起来了。但是曾经有一位脊髓空洞症的患者，她跟我说："高老师，很奇怪，我跟别人不一样，只要发热了，必然要吃一顿肉，吃完肉，热就退下去了，这是为什么呢？曾经问过中医或西医的很多医生都无法解释这一现象！"我说这个问题的答案很简单啊，用阴阳理论给你解释吧！

《黄帝内经》说："阳化气，阴成形。"脊髓有形能够看到，故属阴。脊髓空洞患者属于阴虚，发热的病机是阴虚内热。肉能够补充人体当中的阴，故此热自消。《素问·阴阳应象大论》说："形不足者，温之以气；精不足者，补之以味。""形不足""精不足"即代表阴和血的亏耗，所以吃了肉以后，阴壮起来了，阴阳的平衡建立了，热自然就退了。将阴阳理解到位看问题就是如此简单。（图3）

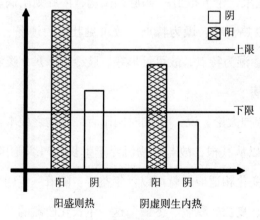

图3 阴阳动态平衡图

二、五行

1. 五行对应五脏

五行，是木、火、土、金、水五类要素及其运动变化，这五类物质各有不同属性。运用五行学说，将五脏对应五行，即肝属木，心属火，脾属土，肺属金，肾属水。

2. 五行之间的关系

（1）五行相生：是指五行之间存在着有序的依次递相资生、助长和促进的关系。五行相生的次序：木生火，火生土，土生金，金生水，水生木。对应五脏相生，即肝济心，心温脾，脾助肺，肺养肾，肾滋肝（图4）。简单地说，就是肝好，心就好；心好，脾就好；脾好，肺就好；肺好，肾就好；肾好，肝就好。

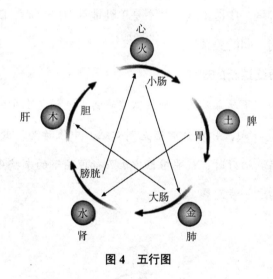

图4　五行图

举例：针刺手中指尖可治愈麦粒肿

中医认为，肝开窍于目。麦粒肿是由肝火循经上行，熏蒸眼睑所致。临床中可以在中指尖（中冲穴）点刺出血。肝属木为母，心属火为子，根据"虚则补其母，实则泻其子"（《难经》）的治疗原则，肝火旺则泻心火。中指为手厥阴心包经循行所过，心包又有代心受邪之称，在中指尖点刺出血有泻心火以泻肝火的作用，从而治愈本病。当然我们也可以用清心火的黄连泡水喝来内在调养。

（2）五行相克：是指五行之间存在着有序的相克制和制约的关系。五行相克的次序：木克土，土克水，水克火，火克金，金克木。比如说木克土，即肝克脾。有的人一生气就不想吃饭，这是因为肝旺就会克制脾的结果，造成脾胃功能的异常。

在临床当中，患者如果心肾不交，水火失济，则会导致心火亢于上，出现口舌生疮、烦躁、失眠等症状；还会导致肾阴亏于下，出现腰酸、五心烦热、潮热盗汗等症状。故此，我们可以滋肾阴以敛心火，中医称之为"壮水之主以制阳光"。

3. 五行指导中医治病

大家看一下上面的五行图，每一脏都不是孤立存在的，它们之间生克制化形成一个有机的整体。《金匮要略》云："夫治未病者，见肝之病，知肝传脾，当先实脾，四季脾旺不受邪。"中医认为，肝为木脏，脾为土脏，五行之中木克土，如果肝脏气机不畅，就会横行犯脾，导致脾脏也出现病变。所以肝脏出现问题，也要注意脾脏的调理。中医治病，并不是单纯地针对肝、心、脾、肺、肾五个脏器，还要注意它们之间的关系。

举例：对尿毒症透析的理解

大家知道肾病到了尿毒症这个阶段需要透析，透的是血中的毒素。而根据五行图看疾病的发展方向，肾病会加倍克制心脏，中医称为"肾水乘心"（图5），从而出现心脏病症。治疗时，就要根据中医五行理论下的未病先防原则，提前采取措施截断疾病的进一步发展。

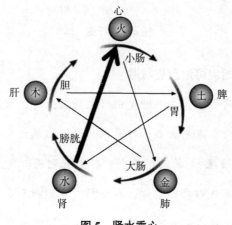

图 5　肾水乘心

从五行相生相克的关系中知道，五行是否和谐关系着人体脏腑的功能是否正常，哪一脏强了或哪一脏弱了，都会出现相应的症状。所以了解五行可以更好地了解健康。

人体就是一个阴阳与五行的世界，看阴阳能调人体平衡，辨五行能调脏腑功能。中医治病正是基于这样的理论，才使得人体始终保持在一个动态平衡的健康状态。

天人相应的整体观

人生于天地之间、宇宙之中，一切生命活动与大自然和人类社会息息相关，这就是天人相应的整体观。人体是一个有机的整体，自然环境、社会环境等因素对人的健康有诸多的影响。那么，中医"天人相应"的整体观到底是什么呢？

一、人体是一个整体

人体外有四肢、五官、七窍，内有五脏六腑，内外相互联系和协调是一个有机的整体。当人体内一个脏器出现了问题，触一发而动全身，身体其他部位也会出现相应的病变。

以肺来举例：肺上通喉咙，在体合皮，其华在毛，开窍于鼻，在液为涕，在志为忧，肺与大肠相表里。若肺脏有问题，便会不同程度地对机体的喉咙、皮肤、汗毛、鼻腔、情绪，以及大便造成影响，出现咽喉疼痛、怕冷、出汗、鼻塞流涕、忧伤、大便不通畅等症状。同理，若其他脏器出现问题，机体也会引发一连串的外在变化及情志变化。

中医在诊治疾病时，会应用到五行相生理论。如鼻炎患者通常呼吸不畅，这大多是由于肺气虚而造成的上窍不利，根据"虚则补其母"的治疗原则，可以通过补脾胃来解决鼻炎。此外，中医重视"治未病"，如"见肝之病，知肝传脾，当先实脾"(《金匮要略》），故在诊治肝硬化、肝癌等肝病之时，需顾护脾胃，防止肝病损伤脾胃，这正是在中医五行生克理论的指导下以防止疾病进一步的发展与传变。

可见，人体各个器官、组织等共同处于一个整体中，无论是在生理上，还是病理上，都不是独立存在的，而是相互联系、相互影响的。

二、人与自然环境是一个整体

人体的生命活动规律及疾病的发生等与自然界的昼夜晨昏、四时气候、地域环境等息息相关，如人体的生理状态会因地域环境的差异而产生相应的变化。由于地势形态、气候条件、水土性质的差异，养成了所在地域环境下的生活习惯，从而影响了人的体质。如《素问·异法方宜论》云："东方之域，天地之所始生也。鱼盐之地，海滨傍水，其民食鱼而嗜咸……其民皆黑色疏理……西方者，金玉之域，沙石之处，天地之所收引也。其民陵居而多风，水土刚强，其民不衣而褐荐，其民华食而脂肥，故邪不能伤其形体。"

若人们违背了自然规律，破坏自身的生理节律，就会引发疾病。常言道"爱美不穿棉，冻死没人怜"，指的就是很多女性在冬季不注意防寒保暖，就会诱发感冒、关节炎等疾病。若自然变化超出了正常范围，也会破坏人体的生理节律，成为致病因素。如自然界的风、寒、暑、湿、燥、火这六种正常的气候变化，若超出常态，就会变成六淫之邪，从而导致人体出现不同的病证。

典型病例：突发性耳聋

曾治疗一位突发性耳聋患者，她是土生土长的北方人，在国外完成学业后，到四川成都的一个大学任教。来到了南方以后，尤其成都那里是一个湿热的环境，再加上她刚到大学不太适应那里的工作环境，情绪上波动比较大，气机郁滞，因而影响肝的功能。这样，外在感受湿热之邪，内在肝失疏泄，气机逆乱，湿热循肝经上扰清窍，导致突发性耳聋。患者随母亲急找我诊治。我在详细辨证后，用龙胆泻肝汤加减，配合针刺治疗，没有超过20天就完全治愈。本病的发生就有自然环境对人体影响的因素，当然也是她内在情绪波动影响造成的双重因素作用的结果。

三、人与社会环境是一个整体

人是社会的一分子，社会环境的变化，如政治地位、经济状况、文化程度、家庭情况、境遇和人际关系等改变，都会影响机体阴阳气血的运行，影响人的心理、情绪，从而造成心理疾病如抑郁症、狂躁症等疾病的发生。

典型病例：抑郁症

某患者原本是某市的大领导，整天被周围人供着。离休之后，每天就是接送孙子，没有别的事情可做，也没有饭局了，更没有人恭维、溜须，心理落差巨大，一下子整个人就抑郁了。经人介绍来就诊。我听完患者家属的讲诉，充分了解病情后，根据其情绪低落、思维迟缓、缺乏兴趣、懒言、纳呆等一派的阴象，在"阴证则阳病"理论的指导下，开方治疗；并配合"三分治，七分养"的理念，叮嘱调整心态，融入社会，积极乐观，生活调养。经过1个月的治疗，患者能吃能喝能睡，对周围事物都有了兴趣，还时不时和爱人吵吵架斗斗嘴，恢复了身心健康。

优秀的中医大夫本身就是一名好的心理医生！中医临证在望闻问切、处方用药，以及详细医嘱的过程中，就充分体现了与患者心理上的沟通。医者和患者之间建立了一座无形的桥梁，从而能够直接、深入了解并调节患者的身心状态，使之放松，身心愉悦，从而解除了患者的心病，使中药调理事半功倍。

十二时辰与十二脏腑

古时以时辰为计时单位，每两小时为一时辰，中医根据"天人相应"的整体观念，认为十二个时辰对应十二脏腑，每个时辰都会有不同的脏腑"值班"，如此接力下去，形成如环无端的十二经气循行图。它也是阴阳理论盛衰的一个具体体现。在临床中，了解十二时辰与十二脏腑的对应关系，不仅可以帮助我们诊断出健康问题，如果能够顺应这种经脉的变化而采取相应的措施，还能达到意想不到的养生效果。

一、子时

子时指的是 23～1 点，对应的是胆。此时阴盛至极一阳初生，阴阳交汇之时，阴发展到鼎盛阶段，开始逐渐减弱，而阳气则刚刚开始升发，虽然还很微弱，但在逐渐增强。此时睡觉能为阴阳的交接打下好的基础，能把我们微弱的阳气护养住，"有一分阳气便有一分生机"，我们才能生机蓬勃地生活，内在的五脏六腑都受之裨益。所以，睡觉就是最好的养生，中医讲究睡"子午觉"就是这个道理。

典型问题：睡子午觉

长期在子时不睡觉的人会损耗我们的阳气，白天就会有精神萎靡不振、头昏沉不清、精气神不足等病理表现，还会影响胆的生理功能，长此以往，会引发胆腑的实质病变，如胆囊炎、胆结石等；心理方面，则会影响胆的决断，患者会表现出做事不够果断，干什么都犹犹豫豫，下不了决心，拿不定主意，这就是身心健康出现了问题。

二、丑时

丑时是指 1～3 点，这个时候是肝经主时。中医认为"人卧则血归于肝"（《素问·五脏生成》），完成肝主藏血的功能；肝体阴而用阳，睡觉好了，肝主藏血功能正常，由此肝的疏泄功能及协调五脏六腑的功能才能正常。反过来，如果肝有毛病，这个时辰的睡眠也会受影响。

病例再现：

脂肪肝、肝癌、肝硬化等患者，往往会在晚上丑时出现睡眠障碍，易醒，醒后难以入睡，多梦。因为肝内有实邪存在，丑时血不能归肝，而携阳外出，导致人在此时不能入睡。

在治疗过程中，如果这类患者睡眠越来越好，说明病情在好转；反之，则病情加重。这也是治疗性诊断，了解这个机理，对判断疾病的转归有很大的帮助。

三、寅时

寅时是指 3 ～ 5 点，肺经主时，应该是人睡得最沉的时候，因为肺主气司呼吸，主降，睡眠沉稳，进入深睡眠，呼吸之气会下沉丹田，保养我们的阳气；同时又和心相协调，完成血的生成。如果这个时候醒来，就说明气血不足。大家发现没，有很多老人气血弱了，这个时辰往往醒来不能入睡。当然肺病的患者如鼻炎、肺癌等患者也会发生这个时辰的睡眠问题。

患者疑问：

每天总是凌晨 3 点多醒是怎么回事？

专家答疑：

凌晨 3 ～ 5 点是肺主时，此时容易醒的人，说明肺的功能出现了问题。肺有问题的人，可拍打肺经，或肘窝拍痧。心肺是一体的，可以疏通心肺两经，润肺养心排毒。而且肺有病的人，要少食辛辣的食物，因为辛主散，容易散气。

四、卯时

卯时是指 5 ～ 7 点，大肠经主时。大肠主传化糟粕，一般我们醒来的第一件事就是上厕所，此时正常排便，把体内的糟粕垃圾毒素排出来。旧的不去新的不来，很多患者不按时排便就不会有好的胃口，不想吃饭，因此照顾好大肠的最好方式就是在这个时段定时排便。

患者疑问：

习惯性便秘的患者如果要定时蹲便，应当在什么时候呢？

专家答疑：

在卯时，即早晨 5 ～ 7 点定时排便，可以在之前适量喝点温开水，顺时针揉揉肚子，进行数次较深的腹式呼吸，然后排便，便秘一般可不药而愈。

五、辰时

辰时是指 7 ～ 9 点，胃经主时。胃主受纳腐熟，这时候吃早饭，让胃有可受纳腐熟之物，才能完成胃的正常运转。早饭一定要吃好，才能和下面一个时辰巳时脾经当令之时共同完成对饮食物的消化吸收，从而供应身体一上午工作、学习所需的能量，所以说"脾胃为后天之本，气血生化之源"，吃早饭就如同"春雨贵如油"一样金贵。

郑重提示：减肥一定要吃早饭！

有很多朋友认为自己很胖，又不愿意吃药，就采用饥饿疗法。饿着，可能短时间内体重下来了，但是这种不健康的减肥方式会造成很多问题的出现，如胃病、气血不足、精气神没了、女孩出现闭经等等。所以饥饿疗法，不吃早饭是不可取的！另外，根据"用进废退"的原理，长期不吃早饭，胃没有可以腐熟之物，下个时辰脾运化功能就会受到影响，脾不能运化水湿，造成水湿在体内蓄积，会导致更加肥胖，这就是恶性循环，也就是俗话所说的"喝口凉水都能长肉"啊！

六、巳时

巳时是指 9 ～ 11 点，这个时候是脾经当令。脾是主运化的，早上吃的饭在这个时候开始运化。脾主运化，包括了运化水谷和运化水湿。只有运化水谷，才能使人体气血充足；只有脏腑得到气血的濡养，功能才能正常发挥；也只有脾能运化水湿，才可使水液代谢正常进行，不至于水湿在体内停聚。

患者疑问：

高老师，我可怪了，上午昏昏欲睡，下午就很精神，这是怎么回事啊？

专家答疑：

这就是你脾胃的毛病所引起的。上午是脾胃主时之际，所以问题就出现了，调理脾胃是根本！经调理脾胃一周，此患者神清气爽，上午昏沉现象消失，气色红润，面有光泽，直呼神效！

七、午时

午时是指 11 ～ 13 点，心经主时。子时和午时是天地之气的转换节点，睡子午觉最为重要，能够顺利完成阴阳的交合，且心主神明，对养心大有益处。不过午休宜小憩，时间不宜过长，最多不超过 1 小时，控制在半小时左右就可以了。

午时养心，一定小憩片刻！

八、未时

未时是指 13 ～ 15 点，这个时候是小肠经当令。小肠化物，主吸收精微物质，被胃腐熟后的食物精华经小肠再次消化吸收，然后把它分配给各个脏器。

典型病例：午饭肚胀

很多患者描述，吃完午饭我就不精神，并且肚子胀胀的，也没吃多少就是胀气，整个肚子大一圈，闷闷得难受，调理过脾胃，但效果都不佳。这是身体在提示，心脏与小肠出问题了，小肠化物的功能下降了，由于心与小肠相表里，所以心脏也要顾护！胃病从心与小肠治疗，这体现了中医的整体性。

九、申时

申时是指 15 ～ 17 点，这个时候是膀胱经所主时。膀胱经是人体最长的一条阳经，是人体最大的排毒通道，平时适当多喝水，拍打膀胱经。俗话说"排出毒素一身轻松"，没有垃圾瘀堵，经气运行通畅，故而可以扶助正气。在此时辰，人也是最精神的时候！

中医典故："朝而授业，夕而习复"

有学生常问我："老师，'朝而授业，夕而习复'，我下午哪个时间段学习好呢？"我的回答是："中医时辰学告诉我们，上午学完后，一定要到下午申时再好好复习，以强化记忆！"

十、酉时

酉时是指 17～19 点，肾经主时。此时肾经气血最旺，按摩肾经是最好的，还可以双手按摩腰部，使肾精充足，整个人都元气满满，充满了活力。大家可以采用按摩太溪、吞咽唾液的方法来补肾，从而达到祛病强身、益寿延年的目的。

十一、戌时

戌时是指 19～21 点，这个时候是心包经主时。此时要求喜乐出焉，人应在这时放松娱乐，古人在这时都是聊天休闲，为戌时之后进入睡眠提供一个好的条件。心脏不好的人，可以轻轻敲打此经。

心为君主之官，是不受邪的，那么谁来受邪呢？心包有"代心受邪"之称，可以说是心脏的保护神。很多人出现心脏的毛病都可以归结为心包膜的问题。如果你心脏跳得特别厉害，那就是心包受邪了。

十二、亥时

亥时是指 21～23 点，三焦经主时。三焦通百脉，一定要通畅，不然三焦就会产生病变，患上脂肪瘤、糖尿病等疾病！

中医以十二时辰的理论指导着我们临床的诊治和调养，告诉我们"日出而作，日入而息"，我们的身体要和外在的环境形成统一的整体。

只要您跟着太阳的脚步走，健康就一定会跟着您走！

中医话五脏

中医藏象学说认为，人以肝、心、脾、肺、肾五脏为中心，形成五大体系，并存在千丝万缕的联系，生理上相互制约，病理上相互影响。接下来我们就从五脏的角度聊人体，话养生。

一、五脏与五行关系

中医认为人以五脏为中心，每一脏又有他各自的体系，它们都不是孤立存在的，是一个有机的整体，它们之间存在着复杂的联系，牵一发而动全身。五脏六腑之间存在着能量的传输和转换，将其与自然界的五行相对应，既相生又相克，互相制约与平衡，才能使机体保持在一个阴阳平衡的健康状态（如图4所示，外围大箭头表示相生，中间小箭头表示相克）。

当人处于疾病状态时，五行之间的关系出现异常，可表现为相乘、相侮。乘，凌也，欺负的意思，相乘就是指克制太过。比如说，木本来就能克土，如果木气（肝）过于旺盛，对土克制太过，就会造成土（脾）的不足。举个例子来说，人一生气往往就会出现不想吃饭，这就是五行相乘的一种表现，因为肝在志为怒，人生气时肝气过旺，从而对脾土克制太过，影响脾土的消化功能，自然就不想吃饭了。

侮，即欺侮，有恃强凌弱的意思。相侮是指五行的生克秩序遭到了破坏，出现的逆向克制现象。比如说，木本来受金的克制，但是木（肝）太旺，金（肺）就克制不住木了，木就反过来对金进行欺侮。就像日常生活中有的人大怒，肝火旺，会出现咳嗽、咳血等肺病的表现，中医称作"木火刑金"，就是相侮的一种表现。

以此类推，其他脏腑亦然，五行的相乘相侮会使脏腑系统失去平衡，从而导致人生病。

二、五脏的"官职"

中医不仅是博大精深的，而且还是趣味盎然的。比如在《黄帝内经》中，五脏六腑都被形象地分配了"官职"，用社会现象来说明人体各个脏器的功能，非常生动。

1. 心为君主之官

心就像君主一样端坐于朝堂之上，它统治人的精神、意识和思维活动，主宰着人体的血脉运行，四肢百骸的营养都依赖心脏所泵出的血液供应。当心气不足时，会造成血运失常，脏腑失养，出现心悸或心胸憋闷疼痛、唇舌青紫等症状。

患者疑问：

为何失眠多梦、精神亢奋、神志不宁等是心的问题？

专家答疑：

心主血脉，又主神志。心主血脉的功能异常，会出现心悸、唇舌青紫等，会使神无所养，就会引起神志的异常，出现失眠多梦等症。在临床中，这属于心脏自身阴阳的失调，是阴（血）及阳（神）的外在病理表现。

专家支招——养心（神）

养心本质上也就是养神，是整个养生的灵魂。

（1）平时任何时候都尽量保持心平气和，不过喜，也不过忧。

（2）起居上要重视午休。午时（11～13点）正是心经主时，此时正是阴阳相交合之时，午休有助于养心。晚上临睡前可以按摩手掌心的劳宫穴、脚掌心的涌泉穴，促进心肾相交而改善睡眠。

（3）红色入心，常食红色食品对心脏、动脉、小肠、舌等有很好的养生保健作用，例如红枣、西红柿、红椒、胡萝卜等。在五味中，苦入心，苦味食物可以清心火（详见《中医五脏火的区分》），如苦味的莲子心既能清心，还能安神。

2. 肝为"将军之官"

肝脏则是将军，疏通全身气机要道，对气的升降出入起主要的调节作用。肝为魂之处，血之藏，筋之宗，主疏泄，能够调节情志，促进脾胃消化。如果肝出现问题，就会出现情绪上的异常（如郁闷、烦躁）、月经不调、痛经等。除此之外，还可表现为视力模糊、腹胀、呕吐等现象。

患者疑问：

为什么腹胀、不消化、大便不通也和肝脏有关？

专家答疑：

肝的主要生理功能是调畅气机（即气的升降出入），如脾胃之气的升和降。而腹胀这些症状就是气机不畅的表现，所以和肝有密切的关系。

专家支招——调肝

（1）调肝的第一要务就是保持情绪稳定，比如写字画画、养花种草、旅游等可以陶冶情操，让人能平心静气。

（2）中医说"人卧则血归于肝"（《素问·五脏生成》），按时休息就是在养肝，不能过劳。

（3）饮食则要清淡，少吃或不吃辛辣、刺激性食物，以防损伤肝气。绿色入肝，常食绿色食品对肝、胆、面色、筋（包括肌腱、韧带和筋膜）、目、指甲等有益，如猕猴桃、芹菜、菠菜、笋类等。酸入肝，酸味食物具有收敛的作用，肝火大的时候，可以用酸味食物来补肝阴以制火，如葡萄、山楂、酸橙等，使阴阳平衡。

3. 脾为"仓廪之官"

"仓廪之官"就是管储粮之官，脾属中焦，位于身体的中央，负责运化水谷精微，与胃一起被认为是"后天之本"，为人体的功能活动提供物质基础。脾又被称为"谏议之官"，"谏官"就是向君主反映问题的官职。民以食为天，人体内有任何的异常，都能通过询问脾胃功能的情况得到直接的反馈。

当脾的运化功能失常时，会影响消化、吸收和水液输布，进而导致气血亏虚，出现消瘦、倦怠、乏力、腹胀、水肿等症状。而且当脾气不足时，就会失去对血液的统摄，出现一系列出血的表现，如便血、尿血、皮下出血等。

典型病例：孩子晚上睡不安稳，踢被，哭闹

有些家长反映孩子晚上睡不安稳，总是翻身踢被、晚上哭闹。仔细观察后，还会发现有口臭、不想吃东西的症状。其实这种情况多为胃肠不和，饮食积滞所致。这要引起重视，需要减少饮食对胃肠的负担或者尽快就医，通过药物、推拿等方式进行调理。

专家支招——健脾

（1）健脾和养胃是分不开的，饮食宜七八分饱，平时可以吃些健脾胃、助消化的食物，如山楂、山药等。夏秋之际还应常吃香菜、海带、冬瓜等养脾开胃的食物。

（2）我们还可以做一些穴位按摩，比如脾经的太白穴。（详见《谈谈脾胃那点事》）

4.肺为"相傅之官"

肺主气，司呼吸，它的功能是宣发肃降，将水液或脾运化的精微物质传遍全身。心主血，肺主气，肺就像宰相一样辅助君主，调治全身气血循环运行，向全身输送养料，以维持各脏器组织的机能，因此把肺称作"相傅之官"。

若邪气犯肺，使肺的宣发肃降失调，影响气体交换，就会出现胸闷、咳嗽、喘促等症状。肺气受损，可影响全身津液的输布，从而出现尿少、浮肿等症。

患者疑问：

为什么秋天鼻炎、咽炎、肺炎、感冒等呼吸道疾病频发？

专家答疑：

第一，秋季在气为燥，最容易郁遏肺气，导致肺气宣发不畅，使卫气、津液对皮肤毛孔的作用减弱，出现肺卫不固、抗病能力下降的表现。第二，另外秋季昼夜温差非常大，这种一冷一热最考验肺卫之气是否强健，也就是免疫力。此时老年人和孩子尤其要注意防范。

专家支招——养肺

（1）肺主气司呼吸，晨起可常做深呼吸，把呼吸频率放慢，使一呼一吸尽量达到6秒钟。

（2）药粥为秋日佳品，可健脾和胃、润燥养肺，老少病弱皆宜。在煮粥时，加入百合、芝麻、栗子、秋梨、菊花和胡萝卜等"药食同源"的食物，粥须热食，以御秋凉。

（3）白色入肺，常食白色食品对肺、大肠、喉、鼻等人体器官有很好的保健养生作用，如大米、白芝麻、白萝卜、藕等。辛入肺，辛味食物如葱、姜、蒜、辣椒、胡椒等，适当食用可预防风寒感冒。

5. 肾为"作强之官"

肾为"作强之官"，是说肾内储藏的精气能够发挥强大的作用，就像一个大力士，是人体生长发育、生殖和维持其他脏腑正常生理活动的物质基础，故又称为"先天之本"。肾精充盛则人筋骨强健，精力充沛。

若先天禀赋不足或后天补充不及，肾精受损，除会影响人体的生长发育和生殖外，还会出现一些肾虚的表现。

典型病例：长期熬夜以致肾精耗损

有一位患者是司机，长期熬夜工作，身体渐渐地出现了一些问题，如头晕健忘、腰酸腿软、乏力、耳鸣、反应迟缓性功能下降等，这其实就是肾精不足作强功能下降的表现。

专家支招——养肾

（1）肾是先天之本，经常按摩有助于养肾。（详见《你的肾虚吗》）

（2）每天早上起来叩齿吞津，排小便时尽量前脚趾用力着地并咬住牙齿，此方法需长期坚持。

（3）黑色入肾，常食黑色食品对肾、膀胱、生殖器官、骨骼等有很好的保健养生作用，如黑豆、黑芝麻、紫葡萄、桑椹、茄子、紫甘蓝、黑木耳等。其次"咸"味入肾，此"咸"包含了咸和鲜两种味道，像黄豆、猪肉并不咸，也归属于咸味食物，可适当食用。

中医的辨证施养

中医养生不同于西医，它是辨证施养，其中辨证就是辨证论治。中医诊病有"四法"，用望、闻、问、切四诊探查身体，并收集疾病的症状和体征，分析出疾病的主要矛盾，然后进行辨证论治，对证下药。中医看病重点就在"辨"字上了，辨证要从病因、病位、病性及邪正之间的关系入手，就像探查黑匣子一样，见微知著，才能从看似杂乱又复杂的证候中找到治病的关键。

一、中医诊病"四法"——望、闻、问、切

中医诊病有四法，即望、闻、问、切。《难经》中就提到了这四种诊法："望而知之谓之神，闻而知之谓之圣，问而知之谓之工，切而知之谓之巧。"大多数时候中医看病需要四诊合参，辨证的基础就根于此。

望诊是观察气色形态，是非常重要的诊断方式。《灵枢·本脏》中说："视其外应，以知其内脏，则知所病矣。"如果脏腑阴阳气血有了变化，会反映到体表，比如说脸色发黑说明肾脏有问题、脸色发青说明肝脏有问题。

闻诊包括听声音和嗅气味，例如咳嗽分好多种，有经验的中医会通过听病人的咳声来判断是哪一种咳嗽。

问诊是通过询问病人或其陪同者，以获取病情资料和病史。问诊在看病过程中占了大部分内容，在四诊中占有很重要的地位。

切诊不单指医生用手触按病人的手腕寸口脉及脚面的趺阳脉，还包括触按机体的某一部位，这都是中医切诊方法。

有些病变不是单凭一种诊法就能做出判断，应该望、闻、问、切四诊合参，才能全面认识疾病，得出正确的诊断。

二、神奇的"同病异治"

中医治病重在辨证，有些病虽然症状表现相同，但病因不同，证不同，治疗方法也不同。例如同样是腹痛腹泻急性发作，现代医学会补充电解质、止泻，但中医会分析它是受寒还是因内热引起的，所用方药也会不同，这就是中医所说的"同病异治"。

病例 1： 高某，女性，40 岁，妊娠 5 个多月。于凌晨 3 点突发吐泻，因怕吐泻伤津，体内缺液，影响胎儿，故 5 点就到妇产医院进行输液治疗：糖盐水加维生素 B_6，疗效不佳，上述症状未减轻，故前来找我诊治。当时病人发热，体温

38.3℃，浑身酸痛，恶心、呕吐，呕吐物酸腐，口渴但饮水即吐，腹痛，腹泻，泻下水样便、臭秽，泻下急迫，不能离厕，小便量少色黄，纳呆。

处方：葛根60g，黄芩30g，黄连10g，茯苓50g，猪苓30g，芦根30g，竹茹10g，陈皮10g，白茅根30g。

医嘱：日一剂，水煎服，少量多次频服，禁食甜、凉、辛辣油腻。

辨证思路：此病例是脾系的疾病——妊娠期伤寒吐泻，效果很明显，一剂愈。

病例2：高某，女性，40岁，哺乳期，孩子5个月。晨起5点腹痛、腹泻急性发作，泻下急迫、如水样，不能离厕，肠鸣；7点多开始便血，色鲜红，量大，内有脓便，不发热，略显恶心，腹部发凉下坠疼痛，手热，脚凉到小腿，纳呆，舌暗淡，苔白腻，脉沉缓无力。由于喂奶期怕影响孩子，急寻我治疗。当时情况紧急，来不及煎药，故选用桂附理中丸5丸研碎，兑水喝，再加针灸治疗。后用桃花汤善后，一剂药没喝完即愈！怕影响哺乳，故剩下汤药没喝，中病即止！

治疗的两个病例虽都是腹泻，也都是脾系疾病，但一个是用的解表寒清里热的汤药，另一个用的是温中散寒的汤药，就是基于病因不同，证型不同而治疗各异的。所以临床当中要辨明病因，对证下药。

三、身体有病自己会说话

中医看病的第二法宝是辨病位，即通过患者的外在表现分析辨别出疾病所在的位置。不同的致病因素侵袭人体不同的部位，会有不同的外在表现，也就是机体内有病会通过外在的表现告诉你。

"肺心有邪，其气留于两肘；肝有邪，其气流于两腋；脾有邪，其气留于两髀；肾有邪，其气留于两腘。"（《灵枢·邪客》）其意思是说，心肺有问题的人，两肘会感觉特别沉；肝有病的时候，两腋会说话，比如人生气发怒后常引起胸闷气短、腋下憋胀疼痛等症状；脾有病，两髀会说话，曾治疗心脏病患者，治疗后期心脏各方面功能都挺好，只遗留两侧胯骨略显不适，这就是属于脾虚湿盛，导致两髀不舒服；肾有病，两腘会有反应，肾主骨生髓通于脑，所以肾病会腰酸痛、腿疼、两膝无力。

另外，根据经络理论，十二脏腑归属于十二经络，在体表又有十二皮部的反应，我们可以通过四诊，与患者身体对话，从而明确了病因、病位，对疾病的判断更具有准确性，这就是中医"有诸内必形诸外"诊治的科学性！

四、明辨疾病的走向趋势

中医治病不仅能看出病，还会"算"出病，能够辨出疾病的发展趋势及转归。

比如"得神者昌，失神者亡"（《素问·移精变气论》）。所谓失神就是目无光彩、面色晦暗、精神萎靡、反应迟钝等脏腑精气大伤，机能衰减之象，通过辨别人"神"的状态就能判断疾病的轻重缓急之势。

举例：肝气郁结，小病成大病

"闷葫芦"的人最容易肝气郁结，起初肝气郁结，继而郁久化火，也就是憋出火来了，肝火上炎则阳亢，肝阳不制则动风，为病多扰四邻，尤其克犯脾胃，也就是"见肝之病，知肝传脾"（《金匮要略》）。

通过预测疾病的发展方向，对证下药，截断疾病转恶，还可因势利导，达到四两拨千斤之效。

五、辨寒热虚实这一病性

辨病性，就是辨别疾病的性质，即确定疾病的虚实寒热等属性。中医治病往往在病性上比较难把握，若辨错了寒热虚实，可能病会越治越重。

典型病例：邯郸姐弟俩患牛皮癣典型案例

姐姐的牛皮癣在手掌心，是凹下去的，并且溃烂成疮，手指肿胀，脚上也是这样，中医也有叫"百合狐惑"病；弟弟是全身牛皮癣，唯独脸上没有。现在姐弟俩都已完全治愈。临床上大部分中医治疗牛皮癣都是应用寒凉清热解毒类的药物，但我用的却是温热药。因为"阳者痒也"（《灵枢·终始》），是因为内真寒，外假热，逼热外出才造成这样的证候。在患者告诉我的信息中其实已经提示了这一点。患者自述冬天病情较重，而夏天相对较轻，这种情况如果应用清热解毒的药物只会越治越重。现在他俩身上的牛皮癣已经没有了，原来只敢穿长袖衣服，现在也敢穿半袖衣服了，总共仅治疗了 4 个月。

病性直接决定着治疗原则的确立，所以是辨证过程中尤为重要的一项内容。

六、明辨邪正的盛衰

中医治病的主要原则，就是在多病机共存的复杂病情中，抓住最核心、最关键、最首要的病机。疾病是邪气作用于人体，人体正气奋起抗邪而引起邪正斗争的结果。正邪交争导致发病，如果是以邪气盛为矛盾的主要方面，则需祛邪；如果是以正气亏虚为矛盾的主要方面，则需补虚。

中医大夫经过四诊合参，辨别清楚病因、病位、病性及邪正之间的关系，最后才能开出配伍严谨的处方。正是这样一步步明了证候，用药才会得当，病症才会消除，这就是中医真正的"美"！

中药剂型如何选择

剂型，是在方剂组成之后，根据病情的需要和药物不同的性能，加工制成的一定形态的制剂形式。临床中常用的中药剂型，有汤剂、散剂、丸剂、现代配方颗粒等。不同的剂型适用不同的病症。

一、汤、散、丸、颗粒

1. 汤剂

汤剂是中药经煎煮、去渣处理后剩余的药汤。其特点是吸收快，药效强，方便加减，在临床中广泛应用，尤其适用于一些病情复杂的疑难重病、急症。缺点是煎煮、携带不便，口感欠佳。

李杲曰："汤者荡也，去大病用之"（元代王海藏《汤液本草·东垣用药心法》）。从力量上讲，扫荡之势非常强，也就是从发挥作用上讲，汤药效果迅猛，有扫荡之势。我在临床中接触疑难重症的患者比较多，故偏重选择使用汤药。

曾经一个股骨头坏死患者，拄着拐杖来看病，我用汤药给他治疗了6周，就让他摆脱了拐杖。

2. 散剂

散剂是将药材粉碎，混合均匀，制成的粉末状制剂。其特点是制作简便，吸收较快，便于携带与服用。"散者散也，去急病用之"（元代王海藏《汤液本草·东垣用药心法》）。临床上多用于发热、腹泻等急性胃肠道疾病的治疗；还可以局部外用。

3. 丸剂

丸剂是药物研成的细粉或药材提取物，加适量黏合剂制作而成。有蜜丸和水丸、糊丸和蜡丸等。"丸者缓也，不能速去之，其用药之舒缓，而治之意也"（元代王海藏《汤液本草·东垣用药心法》）。丸药药缓力专，药效持久，便于携带，在临床中适用于一些慢性疾病。

丸剂、散剂力量比较缓和、持久，所以在治疗一些慢性病的过程中，需要药物治疗一段时间，就会用到丸药或者散药。比如治疗子宫肌瘤就可长期吃一些丸药。

在某些紧急情况下，丸药灵活应用也可有汤药的效果。

曾经治疗一个结肠癌的患者，面色萎黄，手脚冰凉，不能离厕，肠鸣腹冷痛，大便水样！当时情况紧急，来不及抓药再去熬药，这时我用的就是桂附理中丸。桂附理中丸的服用剂量一般是一次一丸，但是丸药的效力相对较缓，这点药量对于急重病人可能就不够，于是就取桂附理中丸5丸，研碎后加入开水，就成了汤药，患者喝下去之后就感觉热乎乎的，手脚暖、腹痛腹泻止，效果就是这么快。

4. 中药配方颗粒

中药配方颗粒是单味中药饮片按照标准炮制后经提取浓缩制成的、供中医临床配方用的颗粒剂，服用和携带都很方便，临床应用较为广泛。

另外，还有膏剂、酒剂、酊剂、露剂等，都有各自的特点和用途，在此不一一介绍。

二、现代配方颗粒与传统汤药

现代配方颗粒在临床上应用非常广泛，那么现代配方颗粒与传统汤药的效果一样吗？针对这一疑问，我们通过"炖大锅菜"这一通俗的比喻来看看两者是否有区别。

1. 传统汤药

相当于我们在做大锅菜时一般的程序是先放油，放入葱姜蒜等佐料，提前焯好的肉放进去翻炒，再放白菜、粉条、豆腐、海带等食材，加水，然后用小火慢炖。在慢炖的过程中，食物和佐料的滋味相互渗透。

2. 现代配方颗粒

相当于在"炖大锅菜"时用好几口锅，一个锅里一个菜，分开炖，吃的时候从每口锅里盛一点混到一起。这种做出来的大锅菜和一锅炖出来的味道一样吗？当然是不一样的。

现代药理研究表明，每一味中药其实都是一个复合制剂，其所含的成分很多。在临床中，则是通过检查每味中药里面主要的成分，依据主要成分来测定药的优劣。可是在临床当中大部分汤药都是几味药一起煎煮，在煎煮的过程中，药物之间的成分会发生各式各样的反应，可能某些药中次要的成分发生反应，产生了新的化合物，有可能是这个新的化合物发挥着治疗作用也说不定。所以现代配方颗粒和传统汤药的效果是不完全一样的。临床上必须根据具体情况合理应用，这仅代表我的观点。

如何看待大处方和秘方

中药处方作为中医人的名片，有着"简、便、廉、验"的特点，有时简简单单的几味药就能达到快速治愈疾病的目的。但现实中有很多中医大夫开出的处方却与之背道而驰，药味繁多、价格昂贵的大处方数不胜数，还有各种各样的"中医秘方"更是令人眼花缭乱。究竟我们应如何正确看待大处方和秘方呢？

一、大处方须警惕

来看图6，这是某医院医师开的处方，共78味药，方子上密密麻麻写满了药，患者看到这样的药方也会心里犯嘀咕，这样真能治好病吗？

这就是典型的大处方。所谓大处方，指的不是剂量的过大，而是药味过多。

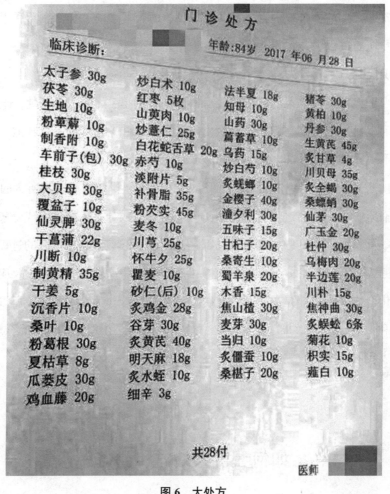

图6　大处方

《素问·至真要大论》云："君一臣二，制之小也；君一臣三佐五，制之中也；君一臣三佐九，制之大也。" 3味药算小处方，10味药算中处方，13味药算大处方。眼下临床上很多中医师开的药方用20味药以上都属于家常便饭，40味药的处方也是比比皆是。

中医治病是四诊合参，辨证施治，一病必有主证，一证必有主方，一方必有主药，辨证准确后，处方的"职位结构"会非常清晰。有针对主病或主证其主要治疗作用的"君药"，有辅助君药加强治疗作用或者治疗兼病、兼证的"臣药"，有协助君臣的药物的"佐药"，有引诸药到达病所或调和诸药的"使药"。君臣佐使，合理配伍，如此下来，处方是不会很大的。比如医圣张仲景《伤寒杂病论》中记载的两百多个经方，4味药以下的占一半，8味药以下的占九成，书中处处可见辨证论治的重要性，充分体现了中医辨证准确、用药精简的特点。

回头再看上面那张大处方，不难发现其中功效相似的药物过多，君臣佐使的关系完全模糊，即使是专业人士也无法理清此方究竟是治什么病，犹如乱枪打鸟，想到哪就写到哪。中医治病开方一般越是治疗危急重症的方药，越是简单精练；而慢性疾病则根据辨证，可以适当增加药味；辨证明确、证候单一的病证，可用小方子；只有证候复杂、虚实夹杂的病证，才可能用到合方。现如今影响健康的因素繁多，病证大都复杂多变，以致医生处方普遍偏大。但是这种药味极多的处方也从一个侧面反映了某些医生并未将博大精深的中医理论与实际融会贯通，对患者的病情主线把握不准，效仿"韩信点兵，多多益善"，把针对患者每一个症状的药都罗列下来，打中一个算一个，这不是中医的辨证论治，而是"头痛医头，脚痛医脚"，是乱枪打鸟，是非常不可取的。

大处方的出现还有另外一个原因，就是利益驱使。曾看见有医师开的处方有50多味药，其中不乏一些昂贵的药材，如天山雪莲、冬虫夏草等，整张处方配下来要上千元。这是典型的为了赚钱而开的处方，根本看不出所治的主证，也看不出主方，更看不出主药，以患者体虚需要进补为由，大量开补药，这违背了医德，应该杜绝。虽治的是虚证，但进补也应是辨证施治，"有补有通"，这样开大量补药，反而会产生"壅滞"，也就是给身体添"堵"，严重的会越补越虚。

所以，大家如遇到这种大处方的时候，无论医者多有名气，都不能盲目地服用，须斟酌再三。

二、慎用秘方

秘方，重点在一个"秘"字，有隐藏、不公开之意。这些处方是医者通过临床实践总结出的对某些疾病在大多数情况都有不错效果的方子，往往秘而不宣，不外传。对于秘方，我们也应谨慎选用。曾有一患者胃脘部不适多年，从某医馆得到了一张治胃病的"秘方"，吃了之后，病情不但未好转，反而造成了胃出血。这种现象在临床中屡见不鲜。秘方虽"秘"，但也脱离不了处方的本质，也必须对证，所谓"有是证，用是药"，而不是随便什么病症都能用。

民间有很多这样的秘方，治疗某些疾病确实有一定的效果，但一定要在专业医生的指导下使用，看看秘方适不适合我们的病证。切勿看到有"奇效"的秘方，并且发现其主治与自己的情况相似，或者被某些夸大宣传的秘方所欺骗，就盲目服用。轻者可能无效，重者则会加重病情。

中医治病讲求辨证论治，不同的人得了同样的病，其治法方药也不尽相同，这就是"同病异治"。用一个方子就想把所有的病证都解决，是不现实的，这也违背了中医的辨证论治原则。

中医不是"慢郎中"

患者疑问："高老师，为什么吃很长时间的中药都治不好病？是中医水平的问题？还是中药的问题？"

在当今社会中，有许多人都会对中医治病疗效的快慢提出这样的疑问。对此，给大家全面分析一下，看看影响中医疗效快慢的因素有哪些？

一、从患者的角度来谈

1. 疾病的性质

一般来说，"实证易治，虚证难治"此处的难易并非指的是病情的轻重，而是见效的快慢，治愈时间的长短。

（1）实证：通常指的是痰湿、瘀血等病理产物停积于体内的病理状态，也就是体内垃圾堆得太多了。"邪气盛则实"，说明实证是以邪气盛为矛盾的主要方面，其治法为"实则泻之"，即祛邪，就是把体内的垃圾清出，所以单纯的实证治疗起来相对而言比较容易，起效快。

典型病例：肠梗阻患者腹胀腹痛

一肠梗阻患者，曾做过胃大部切除手术，因腹胀腹痛，住院两次都不能缓解，大便五日未解，不思饮食，精神烦躁，脉数，舌红苔黄燥。病情较急，疼痛难忍，此乃阳明实热，气机壅滞，腑气不通所致。遂施以针灸治疗，针后痛解。患者回复，回家后大便立解，后用 3 剂承气汤调理，愈。这就是临床中实证易治的典型例子。

（2）虚证："精气夺则虚"，精气即正气，说明虚证是以正气虚为矛盾的主要方面。其治法为"虚则补之"，即补虚。治疗起来相对困难，治疗时间较长，且不容易痊愈。

虽然虚证治疗起来慢，但是找对治疗方法，治愈也只是时间问题。一方面，切忌纯用补药。虚证往往因为脏腑功能衰退，如果滥用补药，脏腑运化无力，反而会使体内产生壅滞。例如有的患者辨为虚证，但一吃补药就上火。虚证应根据不同体质，采取不同的治疗方法，对其进行调理。另一方面，就是"用进废退"，仅靠外在的补药去补虚，而不靠人体自身脏腑功能去调整，长此以往，脏腑功能不但不会增强，反倒会越来越差。当不再补虚时，脏腑功能仍虚弱，不能维持机体的正常运转，身体状况自然会直线下降，所以一定要提高人体自身的脏腑功能。

治疗虚证需要先调脾胃。因脾胃为后天之本，气血生化之源。调理脾胃功

能，使气血源源不断地滋润五脏六腑，增强脏腑功能，虚证自然就慢慢好了。（图7）

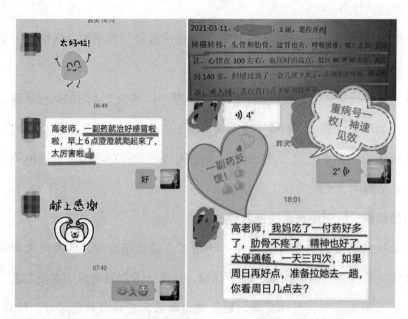

图7 病例微信反馈：辨证、用药、医嘱得当，一剂见效

典型病例：低钾患者越补越虚

某患者曾多年从事竞技体育，经医院检查为心肌缺血。现检查心电图正常，低血钾，其他指标正常。患者自述服补虚中药多年，效果欠佳，一断药则又会出现胸闷不适等症状。现主症：食少，不思饮食，多食则胸闷不适，静卧方能缓解，动则出凉汗，甚则欲昏倒。这就是临床中虚证难治的典型例子。

故此，中医治病快慢与疾病性质有关，"实证易治，虚证难治"而在临证中往往又是虚实间杂，所以在治疗的动态发展过程中又会相互转变兼夹较为复杂，大家一定不要一张方子吃到底，一定要在医生的指导下用药。

2.三分治、七分养

中医讲究"三分治、七分养"，故在治疗过程当中，重点在于养。"养"即养生，就是指通过各种方法颐养生命，增强体质，预防疾病，从而达到延年益寿的目的。每个患者除了治，重要的是要从生活起居、环境、情志等多方面进行调养。

在临床中，"七分养"往往很难做到位，这是因患者依从性差的缘故。在"七分养"的阶段，医生叮嘱患者戒烟戒酒，忌食辛辣、油腻、寒凉之物，可有的患者依从性差，该抽烟抽烟，该喝酒喝酒，甚至一边吃药一边喝酒，这就会影响疾病的治疗效果。

故此，中医治疗疾病效果的快慢也与"三分治、七分养"有关。患者一定要配合医生，遵医嘱，才能达到"十分"健康。

二、从医务人员的角度来谈

中医治病快慢与医务人员自身的医疗水平有关。而医务人员的医疗水平就体现在诊治疾病的过程中，包括以下几个方面：

1. 辨证是否准确

中医诊疗疾病是四诊合参，缺一不可，单靠其中一项都会影响辨证的准确性，从而造成治疗的偏颇。

2. 用药是否得当

中医处方的原则是君臣佐使，合理配伍。用药当辨证准确，药味要精炼，有主有次，各司其职，只有这样才能达到应有的疗效。若用药不得当，配伍不合理，例如药味过多，随意堆砌，导致药力分散，主治不明确，则效果不佳，因而延长了治愈时间。

3. 剂量是否到位

《素问·至真要大论》云："气有高下，病有远近，证有中外，治有轻重，适其治所为故。"根据病情轻重不同，选择相应治疗方法，不光处方用药要得当，剂量也要合适，有所增减。如重病当用猛药，即"重剂起沉疴"。重病如同一座冰山，用药剂量轻，则如同用火柴棍去烧冰山，当然是烧不化的，必须用大火，用药剂量要大。

典型病例：脑梗心衰患者 6 剂药病情好转

某脑梗患者心衰，高血压极高危，肺炎，经服 6 剂药后反馈：全身水肿消失，右腿稍微肿，小便可，夜尿减少，精神头足，大便稀。处方用的就是大剂量的温阳利水药，使全身水肿消除。由此可见，剂量是否到位也直接影响重病急症的临床治疗效果。

4. 煎煮、服药方法是否得当

不同药物的煎煮方法、服药方式都要向患者交代清楚。例如生麻黄需先煎去沫，若煎煮不到位，服药后会出现心慌、失眠等不良症状。

5. 医嘱是否详细

医生除了"三分治"外，还要将"七分养"的方法交代到位。如果交代不到位，治疗效果就会大打折扣。

中医药文化博大精深，治疗疾病要过辨证关、用药关、剂量关、煎煮服药关，以及医嘱关。故此，医务人员需要不断提高自身医疗知识水平，做到辨好证，开好药，治好病。

三、从其他方面来谈

1. 医疗条件

中医治病快慢还与现在的医疗条件有关。基层医疗人员及医疗设施相对不完善，患者不能及时得到诊治。

本书"中医健康观"一节中的肺癌脑转移病例，就是因医疗条件差，患者没有定期进行身体检查，出现异常症状再查可能就晚了，病情也许，已经严重，甚至到了晚期无治的状态，这就是医疗条件对健康的影响，故此，建议大家每年都进行一次体检，做到疾病早发现、早诊断、早治疗。

2. 药材质量

古代中药材都是野生的，是在特殊地域、自然环境下生长出来的药物，品质好，作用强，即中医所说的"道地药材"。随着医疗事业的发展，野生药材的产量已经无法满足临床的需求，种植药物就随之出现，虽然这在一定程度上弥补了药物短缺，但却无法完全复制野生药材的生长环境，造成其与野生药材的品质存在差异，从而影响疗效。

综上所述，中医治病快慢受到多种因素影响，而我们可以通过各种办法解决这些不利因素，以提高中医疗效，做到"十分"健康。中医不是"慢郎中"，中医也能治急症！

<hr />

中医也能治急症

在许多人看来，中医是"慢郎中"，只能治疗慢性病，其实不然，中医也能治急症。（图8）

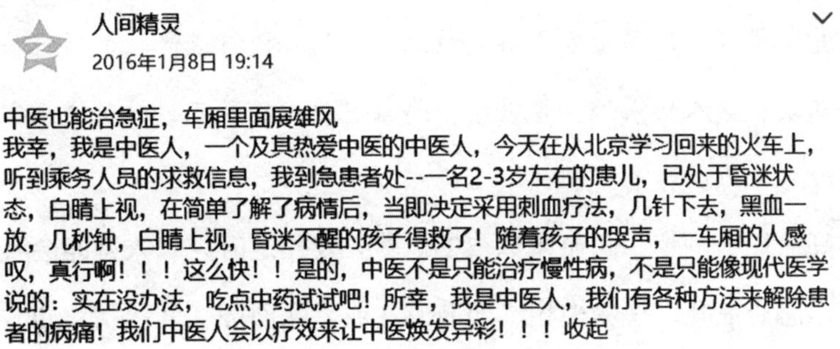

人间精灵
2016年1月8日 19:14

中医也能治急症，车厢里面展雄风
我幸，我是中医人，一个及其热爱中医的中医人，今天在从北京学习回来的火车上，听到乘务人员的求救信息，我到急患者处--一名2-3岁左右的患儿，已处于昏迷状态，白睛上视，在简单了解了病情后，当即决定采用刺血疗法，几针下去，黑血一放，几秒钟，白睛上视，昏迷不醒的孩子得救了！随着孩子的哭声，一车厢的人感叹，真行啊！！！这么快！！是的，中医不是只能治疗慢性病，不是只能像现代医学说的：实在没办法，吃点中药试试吧！所幸，我是中医人，我们有各种方法来解除患者的病痛！我们中医人会以疗效来让中医焕发异彩！！！收起

图8　中医治急症病例微信反馈

下面我们就来了解一下，中医急救方法有哪些。

一、中医急救的适应证

1. 各种原因导致的"昏厥"

早在《伤寒论》中就提到"阴阳之气不相顺接，便为厥"。

厥证是以突然昏倒，不省人事或伴四肢逆冷为主要表现的一种急性病症。古人认为，厥证"轻则渐苏，重则即死，最为急候"（《类经·厥逆》）。在这一点上，中医和西医是相通的。所以当有人发生昏厥时，此时最紧急的就是让患者先恢复意识。

2. 临床其他常见的急性病症

临床上常见的急性病症还包括中风、心绞痛、高血压危象、哮喘急性发作、食物中毒、急性腹泻等，对于这些急症，中医急救也有妙招。

二、中医急救的方法

1. 针灸

针灸是中医急救的重要手段之一，在西医飞速发展的今天，急救箱中仍常备有针灸针，因其具有简便易行、效果快捷显著的优点。

针灸急救的常用方法：当有人昏厥过去，可能是发生了中风、心脏病等，不管什么原因最常用的针刺方法如下：第一，先刺人中穴，若没有针，可用手指代针掐人中。第二，采用十宣穴针刺放血，可用三棱针或者注射器针头、缝衣针等带尖的工具；若人仍未醒，再将十个脚趾尖放血。第三，针刺涌泉穴。若还未醒，可百会穴放血。

就拿高血压为例吧，高血压导致中风将要发作之时，病人可能会有突发性的剧烈头痛、恶心欲吐、视物模糊、四肢麻木或者颜面潮红等症状，此时如果能治疗及时得当血压会迅速地下降，则可以预防中风的发生。我们可以用三棱针或者注射器针头、缝衣针等尖的东西在十宣、百会、耳尖放血，每处出血 10 滴以上。

《古今医鉴》指出："一切初中风、中气，昏倒不识人事……急以三棱针刺手中指甲角十二井穴，将去恶血。"这就告诉我们，脑卒中初期所引发突然昏倒、不省人事，可以通过三棱针点刺十二井穴放血的方法来进行急救。

典型病例：高血压患者昏迷不醒，中医急救减少后遗症

患者患高血压多年，某早晨昏迷不醒，家人遂拨打120。在等待救护车期间，患者家人先用注射器针头刺破患者百会穴放血进行急救，患者随后住院治疗，一个星期后出院，且未留任何后遗症。

《灵枢·官能》："针所不为，灸之所宜。"说明灸法可以弥补针刺的不足。艾具有升阳举陷、回阳固脱的作用，灸法可以治疗针刺所无法施救的急症。例如患者出现因汗、吐、泻或久病虚脱而昏迷时，可通过艾灸关元、神阙等穴来激发人体阳气，温阳救逆，利水固脱。

2. 急救中药

除了可以采用外治手段进行急救外，建议大家在家中常备下面这几种中医急救药。

（1）凉开三宝（安宫牛黄丸、紫雪丹、至宝丹）：具有清热解毒、开窍醒神之功，可治疗由于热毒内陷心包所导致的高热神昏、舌硬不语、舌苔黄腻的热闭证。凉开三宝因其药性寒凉，须在专家指导下使用，以免过寒伤阳。

（2）苏合香丸、速效救心丸：心脏病发作时，留给医生的抢救时间很短，所以家中应常备心脏急救药物，以便自救。例如苏合香丸，具有芳香开窍、行气止痛的功效，用于痰迷心窍所致的痰厥昏迷、中风偏瘫、肢体不利、舌苔白腻的寒闭证；速效救心丸，也是家中应该常备的心脏急救药。这两种中成药的服用方法都是舌下含服。

（3）附子理中丸等：当急性腹泻发作时，可将三枚附子理中丸在热水融化后服用。古籍记载的中医急救方法还有催吐法，瓜蒂散作为催吐第一方，可用于急性食物中毒及解河豚毒等。

必须注意的是，中药急救要慎用，需辨证施治，应在医生的指导下应用，以免造成误治。

三、其他急救法

《金匮要略方论·杂疗方》中记载了对于自缢的急救方法："徐徐抱解，不得截绳，上下安被卧之，一人以脚踏其两肩，手少挽起发，常弦弦勿纵之，一人以手按据胸上，数动之；一人摩捋臂胫，屈伸之。若已僵，但渐渐强屈之，并按其腹，如此一炊顷，气从口出，呼吸眼开……此法最善，无不活也。"此法与西医的心肺复苏相似，通过踏肩、挽发，使颈部伸直，进行胸部按压，将手足弯曲并按压腹部，辅助呼吸来进行急救。

晋代葛洪的《肘后备急方》中载有用皂角、葱白、薤汁等药物或吹或塞或灌鼻治疗各种急症，便是利用这些药物具有开窍醒神的作用，通过吹鼻或喷耳等方法，使药物直接作用于人体官窍，起到刺激呼吸中枢或者大脑的作用，以抢救神志昏迷的患者。

中医在急救方面创立了很多简便易行有效的方法，我们可以在急病发作抢救的黄金时段选用，以及时挽救患者的生命，减少病死率，减轻并发症，为进一步的救治争取宝贵时间。

发热不能过用寒凉药

情景再现：

郭某，女，50岁，反复发热半个月，自服布洛芬，效果欠佳。于是去医院就诊，经西医治疗未愈，做检查也未查出明显原因。后去某中医诊所诊治，服中药后病情更加严重，于是来找我诊治。我观其所服药方，方子里有金银花、薄荷、连翘等药。四诊得知，其劳累时发热，体温在38.3℃左右，稍活动便汗出，乏力，气短懒言，不欲饮食，寐安，二便可，舌淡红苔白，脉细无力。四诊辨证本病属于气虚发热，采用益气健脾，甘温除热治疗用药。患者服药2天后，打电话给我，激动地说："高大夫，我在医院输抗生素都8天了，总是反复，才喝了您两付药，我体温就降到36.5℃，第二天也没再烧起来，您真是厉害。"

为什么这个发热患者经西医治疗效果差，中医治疗的效果也是有好有坏呢？

一、过用寒凉药物的危害

面对发热，很多医生的治疗方法就是见热退热，用大量寒凉的药物，如上面的病例。患者在医院中输的抗生素和在其他诊所服用的中药，在我看来都是寒凉的药物，具有清热解毒的作用，主要适用于实热证。而上述患者属于气虚发热，应益气健脾、甘温除热，此时用寒凉的药物退热是不正确的，因此疗效差。

那么，过用或者滥用寒凉药物有什么危害呢？

中医认为"有一分阳气，便有一分生机"，可见阳气是人体的动力，非常重要。但凡有一分寒凉，就会扼杀人体的阳气。若长期服用寒凉的药物，可损伤人体阳气，出现怕冷、精神萎靡不振等表现。若阳气不足，阴寒凝滞，气血郁滞不通，不通则痛，女性可表现为痛经、月经推迟，甚至闭经；男性可表现为阳痿早泄。中医认为"阳化气，阴成形"（《素问·阴阳应象大论》），因此阳气虚弱，又可造成各种肿瘤、卵巢囊肿、子宫肌瘤、息肉等疾病的发生；还易增加患动脉粥样硬化、高脂血症、脑梗死等心脑血管疾病的风险。所以，长期应用寒凉药物是不合理的，亦可以说是"有一分寒凉，便有一分疾患"。

另外，如果原有体质就是虚寒的证型，偶尔应用一次寒凉的药物也会对我们的身体造成"立竿见影"的伤害。例如，细心的妈妈可能会注意到，孩子在发热或者肺炎输完液之后，基本上得有三四天，甚至一个星期不怎么吃饭。这是为什么呢？在中医看来，这是因为小孩本身脾常不足，即脾主运化的功能还未发育完善，而寒凉药物又损害脾阳，从而导致患儿食欲下降。脾又主四肢肌肉，故脾阳受损的人除了没有食欲之外，还可表现为手脚冰凉。中医认为脾胃是人体气血生化之源，人体免疫力的加工厂就是脾胃。若脾胃受损，气血生化乏源，免疫力下降，发热便易反复发作。

二、发热有虚实

中医认为发热有实热和虚热，这也是不能见热就使用寒凉药物的原因。这种虚实之分的根本原因在于阴阳的不平衡，如何理解呢？

1. 实热

正常情况下，阴阳在正常范围的上限和下限里，通过不断地波动以达到阴阳平衡。

但如果阳盛，也就是说阳超过上限，而阴还在上限和下限这个正常范围内波动（图3左），患者就会表现为发热，属于实热证，即中医所说的"阳盛则热"。此时，临床上多采用寒凉的药物来纠正人体的阳盛，即"热者寒之"。也就是说，这个时候可以使用寒凉药。但是，需要注意"中病即止"，以免过用寒凉而损伤人体阳气。

2. 虚热

若阳在上限和下限范围内波动，阴低于下限，阴阳相对而言也不平衡，阴少了，阳相对而言就偏盛（图3右），患者也会表现为发热，属于虚热证，即中医所说的"阴虚则生内热"。多见于压力比较大，劳神较多，或经常熬夜、嗜食辛辣之品的人。此时，就不能用寒凉药物清热，而要采用滋阴清热的方法，即把少掉的阴补足，即可恢复阴阳平衡的状态。

此外，还有以下两种常见情况不能单纯用寒凉药物退热。

典型病例：便秘半个月未解，高烧不退

身边某位朋友的妈妈，患有便秘多年，但从未认真对待过这件事，直到有一次半个月未解大便。患者自述吃口苹果肚子都疼，发热，体温40℃，胳膊腿直打哆嗦才来找我。我一摸肚子都是硬邦邦的，在了解病情之后，先予通腑泄热的针刺治疗；再让她拿上3剂中药，并嘱咐患者"中病即止"，即大便通了，热退了就不要再喝药了。患者第2天来电话告之，1剂药下去，大便就通了，体温也正常了。

大家想想，她便秘半个月，每天都在吃食物，一天三顿都未落下，只进不出，淤而化热，故此通过发热的形式表现出来了。这种发热是胃肠道的淤堵所引起的，也就是我们说的阳明腑热。对这种高热的患者，不能一味地清热解毒或不间断地应用消炎药，而是要用"通腑泻热"之法，即中医所说的"釜底抽薪"，大便好比是柴火，柴火没了，上边的火自然就灭了。

另外还有一种情况多见就是由情志过激变化所导致的发热。中医认为"气有余便是火"（朱丹溪《格致余论》），气就好比能量，当气在体内发生淤堵时，就会像滚雪球似地越滚越大。当能量球大到一定程度，就会以发热的形式表现出来，即中医所说的"郁而化热"。这时，我们把气疏散开就可以了。

典型病例：产后情绪低落，气郁发热

一个患者诉她自从生了孩子后，在家里看什么都不顺眼，她既不说出来，也不通过其他合理的方式发泄出来，就总是生闷气。某天她既没着凉、吹风，也没便秘等明显原因就突然发热了，烧到了 39℃，去医院打针输液疗效欠佳，于是找到我。我四诊合参之后，得知其发热的病因就是生气导致的，于是就用疏肝理气之法开了 3 剂药。患者 1 剂药之后，体温就恢复正常。

当然除此之外，还有其他的证型也可以发热，故此无论医者，还是普通老百姓，不能见热就"热者寒之"，而是要辨证论治，抓住疾病的本质，对症下药，才能达到效如桴鼓。

激素的利与弊

激素是由人体某些腺体所分泌的具有调节人体细胞、组织发生生理作用的物质，这是广义的"激素"，其中包括雌激素、雄激素、甲状腺激素、胰岛素、糖皮质激素等。生活中，我们常常提到的"激素药"，多是糖皮质激素，故也被大家简称为"激素"。而现在我要和大家讲的就是这种激素（糖皮质激素）。它有怎样的利与弊？中医又是如何看待的呢？

一、利：万能激素，急救利器

糖皮质激素主要是由肾上腺皮质所分泌的，具有抗炎、抑制增生、免疫抑制和收缩血管的作用，常见的泼尼松、泼尼松龙、地塞米松等都是此类药物。

在很多严重的急病发作时，患者自身或使用其他药物难以抵抗疾病的时候，使用糖皮质激素往往能够收到奇效。比如糖皮质激素强大的抗炎、抗免疫的作用，可以治疗风湿性心瓣膜炎、新冠肺炎中的细胞因子风暴、自身免疫性疾病等。此外，糖皮质激素还可以治疗休克、过敏性疾病等，更是部分患者控制疾病必须用的药物。其"万能"的作用及效果深受西医的青睐，是现代西医临床中必不可少的一分子，但是在我的眼中当用则用，但不可过用。

二、弊：激素有大量的副作用

激素就像一把"双刃剑"，合理地使用，确实可以立竿见影。但如果滥用，也会带来严重的副作用。

例如糖皮质激素能够升高血糖，在治疗过程中不可避免地会附带血糖升高，长期或超过人体所需使用，就会导致糖尿病，同时还会引起高血压、免疫力低下、消化性溃疡、向心性肥胖等副作用。我用四句顺口溜，概括了激素的副作用："满月脸来水牛背，皮肤多毛与虚胖，溃疡硬化骨质松，股头坏死与缺钙"。

曾经有一患者反复头痛去医院检查，医生建议其口服激素治疗，并嘱其定期复查。症状明显好转后，该患者未遵医嘱去医院复查，且自行停药，头痛复发后又自行加倍服用，半年后患者体重明显增加，脸明显肥胖形似圆盘，这就是"满月脸"。

2003 年，"非典"疫情暴发，当时为了迅速抢救生命和缓解患者痛苦，采取了大剂量激素类药物进行冲击疗法，导致后来不少患者出现了股骨头坏死，丧失劳动力，生活难以自理，甚至需要进行股骨头置换术。

看到这里，大家应该知道了激素滥用会有这么多的副作用。那激素药还能不能用呢？且看下文。

三、中医如何看待激素的利与弊

从中医的角度来说，任何药物都有阴阳偏性和脏腑归经。激素又具备怎样的属性呢？

激素使用过多，往往会出现阳亢或者耗阴的表现，如面部潮红、心率增快、能食善饥、手足心热、面部及周身出现痤疮等症状。依此我们可以得知，激素属"阳"，因其能产生"火"或"热"的效应。并且服用和停用激素后，会出现中医"肾"功能失常的表现，其脏腑归经属于肾。

激素是人体内固有的生理物质，类似中医的"少火"，其作用依赖于肾。《内经》云："少火生气，壮火食气。"激素适当使用，能够激发肾的功能，"少火"

生气从而起到扶正祛邪的作用，这是我们需要的治疗作用，也就是它的利。

但当激素使用过多或者滥用，就会变成"壮火"，给肾带来很大的负担，消耗肾精，会透支肾脏。因此，停药后会出现肾精亏耗、肾脏功能下降的症状。比如肾主水失常，出现了满月脸；肾精亏耗，肾无法主骨生髓，导致骨质疏松或股骨头坏死等。

当然，中医认为人体是一个整体，肾脏出现了问题，其所联系的其他脏器也会受到影响，引起全身性的功能失调。所以，我们生活中使用激素类药物时要小心了，它是在悄悄地透支你的肾，非必要不使用。

四、中医教你如何防止你的肾透支

1. 首要原则

运用激素药，一定要遵医嘱使用。不能随意加减剂量，缩短疗程，甚至骤然停药。

2. 适当补肾

激素使用过多，多会出现"肾阴虚"的症状。因此，生活中我们饮食上要"清补"，少食辛辣油腻之物，多食用些补肾阴的食物，比如鸭肉、甲鱼、藕、莲子、百合、枸杞子、木耳、山药、桑椹等；也可在专业人士指导下，服用六味地黄丸。当然，激素使用过多，也会出现其他的脏腑功能失调，具体中药防治，应找专业的医生进行辨证论治。

3. 补肾小药膳

（1）百合莲子羹：鲜百合 30g，莲子 30g，枸杞子 15g，冰糖少许，文火炖至熟烂，有补肾养阴、养心安神的作用。

（2）桑椹茶：桑椹子 15g，乌梅 9g，冰糖少许，文火煎煮，取汤代茶饮，可养阴生津。

（3）按摩强肾：中医认为，"腰为肾之府"，腰部有很多强肾的要穴，比如肾俞、命门等。同时脚上的"涌泉穴"也是肾经的要穴。每天按揉这几处穴位 2～3 分钟，或叩击腰部，能够起到强肾健体的作用。

抗生素的利与弊

第二次世界大战期间，盘尼西林挽救了百万人的生命，因此抗生素曾一度被称为"治病良药"。新中国成立初期，人们一旦出现头痛脑热，就会祭出"抗生素"这个法宝来治疗；只要一看到带有"炎"字的疾病，也会祭出"抗生素"这一法宝。但是这样使用抗生素，也会产生问题，抗生素有利也有弊。

一、利：抗生素是细菌的杀手

大家对抗生素并不陌生，例如青霉素、红霉素、氯霉素等，具有抑制或杀死细菌的作用。

抗生素可以说是专杀细菌的刽子手，它能够干扰细菌的生长繁殖，从而有效地杀灭细菌。现在市场上抗生素种类繁多，不同的抗生素可以消灭不同的病菌，可以针对不同的情况去选取相应的抗生素来治疗细菌感染。当然，抗生素并不能治疗病毒感染、无菌性炎症等非细菌感染的疾病，所以并不是所有感染和炎症都能用抗生素。

二、弊：抗生素乱用，副作用满满

任何事物都有其两面性，药物可以治病，也可以致病，抗生素也是如此。例如很多人都使用抗生素来治疗感冒，殊不知90%的感冒都是病毒引起，抗生素是没有作用的，并且还会增加细菌的耐药性，甚至对身体产生损伤。

首先，使用抗生素会产生过敏反应，即被人体认定为有害物质，随之产生过度的自我保护的反应，引起皮肤潮红、瘙痒、水肿、皮疹等，甚者出现气喘、胸闷、呼吸困难，极少数人甚至会危及生命。

其次，使用抗生素不仅会杀灭侵害人体的细菌，还会杀灭有益的肠道菌群，引起菌群失调，人体无法获取这些菌群"上交"的营养物质，使得耐药菌获得了更多资源繁殖，向人体发动攻击，引起新的感染。

最后，有的抗生素还会对内脏、血液、神经系统等造成损伤。如四环素、红霉素、灰黄霉素对肝脏有一定的毒性，会引起免疫球蛋白减少、白细胞数减少；有的抗生素甚至会损害造血功能，引起再生障碍性贫血、溶血性贫血等疾病；有的还会影响消化道功能，出现恶心、呕吐、腹胀、腹泻和便秘等消化道反应。

三、中医如何看待抗生素的利与弊

抗生素虽然疗效显著，但实际使用中却发现有"漏洞"，而且副作用还很多，这又是为什么呢？中医认为，这是由药物自身所带有的属性所决定的，中医将药物的属性概括为四气五味，即寒、热、温、凉和酸、苦、甘、辛、咸。

抗生素又带有怎样的属性呢？临床中很多细菌感染，可见红肿、或痈脓、或全身发热等火热之症。使用抗生素后，这些火热之症就会消失，因此大部分的抗生素具有"寒凉"的药性，这是它的利。《黄帝内经》谓："热者寒之。"即阳热证或实热证给予寒凉药，比如患者症见高热、烦躁、颜面发红、渴喜冷饮等表现，临床发现此时使用"寒凉"的抗生素来进行治疗，效果非常好，能够极大地缩短病程，减轻患者的痛苦。但如果是虚热证，使用抗生素就收获不到这么好的疗效，甚至还会加重病情。

"寒凉"药的使用也是把双刃剑，有利有弊。中医认为，"有一分阳气，便有一分生机"。健康时，阳气是全身的动力；生病时，阳气是抗病的主力。使用抗生素，如果没有中病即止的话，其"寒凉"之性就会损耗体内的阳气，抗病能力就会下降。而且其味苦，苦寒容易伤胃，凡寒性药物多会对胃的消化功能造成影响，这是它的弊。

曾有个小孩子感冒发热之前没什么事，使用抗生素治疗后，就开始出现腹胀、腹泻等症状，甚至没有体力和食欲，体弱多病，其父母遂来找我给孩子看病。四诊后，得知其食少，不欲饮食，大便稀溏，面色呈萎黄，地图舌（图9）。这就是因抗生素药物寒凉伤胃，引起脾胃功能受损，气血生化无源，体质下降，正气亏虚，使得其体弱多病。后予以自配的健运脾胃颗粒，嘱其勿食冷饮、辛辣、油腻之物，可进食一些山药糕。一个疗程后，孩子体质明显改善，舌象也变成了正常的淡红舌、薄白苔（图10）。

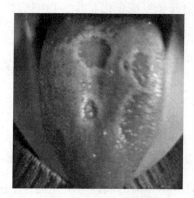 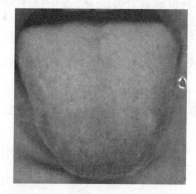

图9　治疗前：地图舌　　　　　图10　治疗后：淡红舌，薄白苔

因此，脾胃虚弱的人也要尽量避免使用抗生素。

五味中"苦"入心，滥用抗生素会伤及"心"，对心的功能产生影响，造成低血压、心肌炎、房室传导阻滞等，这也是它的弊。

故此，我们要正确看待抗生素的利与弊。如果是实热证，我们可以适当使用抗生素治疗；如果是虚热证或者脾胃虚弱的人，就不能使用抗生素来进行治疗。只有合理运用抗生素，才不会对身体产生伤害；而如果是滥用或乱用，就会伤害身体，甚至造成无法弥补的损伤。

维生素的利与弊

现在很多人都觉得吃些维生素，能养生保健，将"维生素"当作"万能"保健神丹。维生素真的是必须的吗？每天吃点维生素这件事到底靠不靠谱？我带大家从中医角度来看一下维生素的利与弊。

一、利：人体必需之物

维生素，过去又称维他命。通俗地来讲，就是维持生命的物质。我们的身体生长发育与健康都与维生素息息相关。维生素并不能被人体合成，而是必须从食物中获得的一类微量有机物质。它们在人体细胞内起作用，帮助人体把食物变成养料，能够加速生产生命所必需的物质。比如维生素 A 能够促进视黄醛的生成，防治夜盲症的发生；维生素 D 能够促进钙的吸收。

过去航海的水手很容易得坏血病，那是因为长期航海不易得到新鲜的蔬菜水果，身体得不到维生素 C 的补充；19 世纪末，日本成千上万的人死于"脚气病"，那是因为他们的饮食物中缺乏维生素 B_1。针对这种饮食结构失衡所带来的维生素缺乏，维生素类药物可谓是良药，能够有效地补充身体所需，而且还简便易携带。

二、弊：维生素量小，贪多物极必反

维生素虽然是人体所必需的物质之一，但不是大量所需的物质。人体对维生素的需求量很小，长期服用，物极必反，不仅会造成浪费，还会带来很多不良反应。比如维生素 A 过量服用，会引发头痛、头晕、食欲不振、脱发、鼻出血等症状；维生素 C 过量服用，会引起胃出血、泌尿系统结石、痛风等；维生素 E 过量服用，会导致胃肠道功能紊乱、口角炎、眩晕、视力模糊等。

三、中医如何看待维生素的利与弊

从中医的角度思考，维生素属于纯补之品、大补之药。使用维生素药物，适用于身体缺少维生素或者无法从食物中获取维生素的人，这就是"虚则补之"。

但是中医治虚病时，多采取"平补""缓补""补中有泻"。这是为什么呢？人体是平衡稳态的，食物和药物的摄入是有进有出、有补有泻的。虚病患者本身偏虚，却进大量大补之物，无法被完全运化、吸收，很容易在体内形成拥堵，进得了却出不得，久而久之身体就会出现问题。

现在经济发展了，生活改善了，而且中国人的食谱并不像外国人一样比较偏于肉类，大多数是荤素搭配的，蔬菜、水果种类也非常丰富。在这种常规饮食中，各类维生素摄入量只多不少。倘若正常人还经常服用维生素，身体又不缺少这种物质，就会出现"过剩"的情况，在体内慢慢堆积，时间长了就会形成体内壅滞，引起各种各样的疾病。并且，现代大多数维生素都属于人工合成的提纯物，相对于天然的食物来说，大部分代谢都比较难，而且又是高浓度的提纯物质，在体内对身体不但没有好处，还会增加身体负担。

所以最好的药物即是食物，我们如果缺少某些维生素了，还是建议多通过食物、水果来补充。当然，天然的维生素也不能多吃，因为也会出现"过剩"的情况，而且蔬菜、水果除了含有维生素等营养物质外，还会具有寒热温凉的属性，过多偏食某种属性的蔬菜或水果，也会对身体产生伤害。比如寒凉易伤脾胃，过食寒凉水果会引起脾胃消化功能的异常。

总之，维生素是人体所必需的，如今大家饮食种类繁多，日常饮食就可获得，非必要就无须过多补充维生素。

测测自己缺什么：

（1）眼干涩多泪模糊，头发干枯，皮肤粗糙——缺维生素 A。

含维生素 A 的食物：胡萝卜、南瓜、番茄、玉米、芒果、橘子、动物肝脏等。

（2）常有口腔溃疡、口角炎、牙龈炎、脚气——缺 B 族维生素。

含 B 族维生素的食物：谷类、绿叶蔬菜、米糠、豆制品、花生等。

（3）牙龈容易出血、口舌干燥，容易感冒——缺维生素 C。

含维生素 C 的食物：辣椒、豌豆苗、菜花、西兰花、鲜枣、番石榴、桂圆、荔枝等。

（4）肌肉松弛，骨质疏松，乏力软骨与佝偻——缺维生素 D。

含维生素 D 的食物：红椒、黄椒、蛋类、芥蓝、菜花、橘子、樱桃、蘑菇等。维生素 D 是极少数能人体生成的维生素，多光照就可以补充维生素 D。

（5）经常性鼻出血、牙龈出血，身上有瘀斑——缺维生素 K。

含维生素 K 的食物：谷类食物、蔬菜、豌豆、香菜、海藻、鸡蛋、大豆油、水果、坚果等。

（6）四肢乏力，盗汗，皮肤干燥，头发分叉，精神紧张——缺维生素 E。

含维生素 E 的食物：各种蔬菜、豆制品等，比如麦胚油。

输液的利与弊

谈及输液，大家都不陌生，很多人一出现感冒发热就选择去输液、打点滴。据有关数据显示，中国平均每年输 100 亿瓶水，平均每人 8 瓶，中国是当之无愧的"输液大国"。那么输液好不好呢？我们来带大家看一下输液的利与弊。

一、利：吸收快、见效快

输液能够将药物或其他物质百分之百地直接输送于人体血管，越过了黏膜的过滤、胃肠的消化，人体能够快速地吸收药物或补充人体所需，就好似国道变成了高速，见效非常快。这是输液的利。

我们都知道血液的重要性，假如一个人大出血，陷入了昏迷，这个时候最有效的治疗方法就是输液，往血管内输送血液或者其他液体，能够迅速补充血容量，当然前提是先止血。还有一部分患者患有严重的腹泻或者其他的消化系统疾病，导致水电解质平衡紊乱，通俗地讲就是脱水了，输液往往能够很快地纠正这种状态。除此之外，某些容易被胃肠道破坏或不被胃肠道吸收的药物可以通过输液，从而越过胃肠道被人吸收。

二、弊：存在风险

输液在吸收快、见效快的同时，也存在着很多的隐患。其一，将药物直接输入血液，就相当于把人体的防御机制和过滤机制架空，药物不良反应的发生率和严重程度远比其他用药途径要厉害。其二，正所谓"成也萧何败也萧何"，往人体输送的液体并非百分百对人体无害，输入的液体中含有人们肉眼观察不到的微粒，而这些微粒就相当于是异物，随着血液"游走"，堵在哪里，哪里就会形成血栓。其三，输液卫生不达标或操作不规范，会给病毒细菌大开"城门"，让病菌直达人体内。

当然，输液的弊端并不局限于此，中医对其的认知有着同现代医学不一样的观点。

三、中医如何看待输液的利与弊

从中医的角度来讲，输送的液体就是水，具备寒凉的特性。众所周知，寒凉是温热的对手，如人体高烧不退或体内火热炽盛，且有舌苔黄、便秘结，甚则咯痰不爽等实热证候，这时输入寒凉的液体能够很快地压制病邪、降低体温，再搭配药物就能够有效地治愈疾病，这是它的利。

但是事物都具有两面性。输液将水直接输入，越过了很多防御和缓冲的屏障，就相当于让寒凉直接侵入了人体。首先这会损伤脾胃，影响脾胃腐熟水谷、化生精微的能力，所以临床上很多输液的患者出现不想吃饭，至少有一周是不想吃饭的，舌苔白腻；有的人甚至肢体困重，手脚肿胀，这是因为脾主四肢肌肉，脾损伤而无法运化水湿所致。其次，中医认为人体内"有一分阳气，便有一分生机"，直接输入"寒凉"，会损伤人的阳气，导致体质越来越差，尤其是会损害心阳，使人心火不足。

曾经遇到一个患扁桃体炎的孩子，给他用的治疗方法就是输液。结果发现，孩子虽然暂时没有症状了，但是扁桃体发炎的频率却越来越高，每年的12月到第二年春天反复发作，这就是因为输液耗损了体内的"阳"，导致体质下降。

输液不仅会损伤我们的机体，它还会对病情的发展有一定的影响。比如外感风寒、风热的发热，如果不将表邪解除就输入寒凉液体的话，就会很容易造成寒包火的状态，使得病情更加复杂，更加难治。临床中有这样的一种情况，患者输液前体温时高时低，输完液后持续高烧不退，甚至心慌、呼吸困难。这是为什么呢？就是因为往身体输入"寒凉"液体后导致病邪不能外散，更进一步侵入人体，直中三阴，即太阴（脾、肺）、少阴（心、肾）、厥阴，引起更为剧烈的正邪抗争。

当然，输液治疗也有它的独特之处。生活中我们要合理地选择治疗方法，能不吃药的就不吃药，能吃药的就不打针，能打针的就不输液（改善输液带来的弊端请见《祛除寒湿有妙招》）。

如何看待癌症及放化疗

今天的话题，就是从中医的角度上来谈谈肿瘤方面相关的知识，从而纠正大家的几个错误观点。

一、中医的肿瘤形成观

根据中医"阳化气，阴成形"的理论，肿瘤从患者自身的角度而言就是体内阳虚。阳虚所造成的影响，一方面因为气为血之帅，阳气亏虚不能推动血液的运行，会造成体内瘀血的形成；另外一方面，阳气亏虚不能化气行水，就会造成水湿痰饮在体内蓄积，痰湿水饮在体内反过来又会阻碍微薄的阳气运行，形成恶性循环。痰湿瘀血这些代谢产物在体内蓄积，既是代谢产物，又会作为致病因素，造成气血、脏腑功能的异常，形成新的病变。这就是西医学中积液、息肉、肿瘤等病症的产生及肿瘤转移的中医机理。不调整机体的失衡状态，只是见到息肉就切，见到肿瘤就割，只能是治标不治本，解决不了根本问题，还可能会造成疾病的复发，以及病情的恶化。

二、肿瘤不可滥用补药

既然肿瘤的产生是体内痰湿瘀血这些致病之邪所导致的，也就是说体内的垃圾已经堆得很多了，有息肉、肿瘤等有形的东西生成就是实证，那治疗上根据"实则泻之，虚则补之"的原则，就应当祛邪才对。如果有形的东西不除，反而给它补，就犯了中医治疗上的"实实"之戒了，所以不能够盲目地吃补药。

那么什么情况，什么证型才适合补啊？"虚则补之"嘛。临床中很多病证不是单纯的实证或单纯的虚证，往往是虚实间杂的复杂病理状态，就看是以邪气盛为矛盾的主要方面，还是以正气虚为矛盾的主要方面，虚了就补，实了就泻。

取象比类：中医治病如行军打仗！敌我双方并不是一直处于势均力敌的状态，而是处于一种敌进我退、敌退我进的动态发展变化中，患者体内的邪正双方也处于一个动态发展变化中，医者需随时根据正邪的情况调整治疗战略。

肿瘤是由于体内痰湿瘀血这些致病之邪堆积所致，而痰湿就是体内的废水，不是正常的津液，痰湿不根除，体内的病毒、细菌就会肆意繁殖。而补药大都滋腻，容易影响脾胃运化功能，助长痰湿。所以不能滥用补药，不然肿瘤会长得更快！

只有把体内痰湿内盛的状态调整好了，把各种脏腑的功能激发开来，人体才会处于一个阴阳平衡的状态，遏制肿瘤的生长。

三、从阴阳的角度看肿瘤的转归

依据中医阴阳理论，五脏属阴，六腑属阳，阳证易治，阴病难愈，所以肝脏、脾脏、肺脏、肾脏的肿瘤难治；而大肠、胆、胃部的肿瘤则相对好治。心脏虽属五脏，但其五行属火，寒湿等阴霾之邪到心脏就如飞蛾扑火，自取灭亡，因此心脏没有肿瘤，而心与小肠相表里，故小肠同样属火，一般也没有肿瘤。此外，由脏转腑的肿瘤相对于由腑转脏的好治，例如结肠癌的患者手术后复发，发现肺转移就是由腑转脏，难治！这就是从中医的阴阳理论来看待肿瘤的预后转归。

就表里而言，表为阳，里为阴。因此，甲状腺、乳腺等部位的肿瘤较五脏六腑的肿瘤要好治。由表入里说明疾病恶化，由里出表说明病情在逐步好转。

例如一个乳腺癌患者，术后两年复发，发现肺转移、肝转移，说明病情恶化；又进行放化疗，还是没控制住病情的进展，出现脑转移，没多长时间就去世了！

四、"杀敌一千自损八百"的放化疗

典型病例：乳腺癌患者弃放化疗，中药调理带瘤生存

一个乳腺癌患者，手术后做了一次化疗，找到我。当时满脸漆黑，头发脱落，整个精神状态萎靡不振。我就把放化疗的利弊及目前的病况跟她分析透彻后，尊重她的选择。并告诉她中医的特点之一就是动态观念，在疾病发展的不同阶段都可以辨证治疗。她在做了短暂的思想斗争后，果断决定放弃化疗，遵从医嘱，接受中医三分治、七分养的整体治疗。治疗不到两个月，患者就面色红润，头发也长出，精神焕发，身体没有任何不舒服，随即停药，只在每年春季调理一次，到现在一直康健。

我用"杀敌一千自损八百"来比喻放化疗的作用。如果自身正气不虚或虚的程度不甚，可以适当地用放化疗来杀邪，而如果自身正气亏虚就不能用这种方法来治疗，因为放化疗是不分敌我的通杀，杀死肿瘤细胞的同时，也把人体正常的细胞给杀死了。

故此，在这种情况下就不可以再用放化疗，否则必然会加重病情，促使恶化。

我一直主张中医人在诊疗疾病的过程中一定不能丢失中医思维！"中医为体，西医为用"一直是我的选择，也就是在中医这个大树干上，把西医相应的疗法作为枝叶添加上去。例如肿瘤早期，还没有往周围蔓延，机体正气亏虚不甚，此时就可以在手术后进行相应的放化疗，就相当于中医的祛邪！当随着肿瘤病情的发展，患者身体越来越弱，正气越来越不足的时候，机体根本就没有修复的能力了，这时就不可以再进行放化疗这样的祛邪方式，而是要以扶正为主。对待肿瘤，我主张只要让患者能吃能喝能睡，不影响他的生活质量就可以了，不一定非要把肿瘤细胞赶尽杀绝，带瘤生存有什么不可以的呢！所以中医药在疾病的治疗过程中会起到不同的作用，换句话说：也就是什么时候为将，什么时候为帅，什么时候为卒，都是随着机体证型的变化而定的！在一定的条件下可以中西医结合，只要是为了患者好不必争论是中医好还是西医强！

中篇

从头到脚谈健康

壹 头面部

健康从"头"开始

因人体十二经脉中的六条阳经汇聚于头部，故中医认为"头为诸阳之会，脑为精明之府，又为髓海之所在，凡五脏精髓之血，六腑诸阳之气，皆上注于头"。因此，健康当从"头"开始！

一、头是人体最重要的器官

1. 头为诸阳之会

《难经》指出人体阳经皆上行于头部，头部是诸阳脉的汇聚之所，百脉所通，系一身之主宰。头部对控制和调节人体生命活动起着极其重要的主导作用。

头为诸阳之会，阳盛则热，也正因这一特点，头不怕冷而怕"热"。这在临床各种病证中都可以体现，如临床中常见的肝胆火旺上攻头部引起的头痛、风邪上扰清窍引起的眩晕，以及湿热郁积头面引起的湿疹、过敏等。

2. 头为精明之府

头又为精明之府，是"元神"所居之处，可以理解为人进行思考的地方，处理接触各种各样的信息，并做出反应。这么强大的"人体处理器"自己是运转不起来的，必须配有强大的后援供给，也就是要禀受肾的先天之精和脾胃所化生的后天之精，先天之精需要注意固护，而后天之精需要注意饮食调养。现代人饮食多偏嗜肥甘厚味之品，影响后天之精的化生，头部无精气荣养，就会出现头晕、头昏沉不清等症状。

3. 头为清灵之官

头象天，天空要清亮，头脑要清醒！人处理事情时需要保持头脑的清醒，也就是头要清灵，假如头部有浊阴之物——痰湿淤血堆积，就像电脑里垃圾越多的时候运行速度就越缓慢，表现为头昏沉不清或头像裹着东西一样沉重。

二、头部的养生原则

1. 头不宜过暖

"头要冷，脚要暖，肚子里面别太满。"《老老恒言》中也说："阳气至头而极，宁少冷，勿过热。"古人的意思并不是说头部越冷越好，而是要顺应人体的自然调节，从而达到阴阳平衡。特别对于小儿来说，不能过于保暖头部，要锻炼身体的抗寒能力。另外，头部保持相对低的温度，有利于头脑清醒，有利于提高学习、工作效率。

2. 头部宜避风

俗话说"神仙也怕脑后风"！注意保护头部，尤其颈项部，防止风邪入侵。睡觉不可卧于有风之处，特别是头不能冲着门窗漏风之处。还有刚洗完澡之后，头皮腠理开泄，汗孔张开，更应注意避风。

三、头部的养生妙招

1. 干洗脸

方法：将双手搓热后，从下往上，从内到外干搓脸。（图11）

注意事项：没有固定的次数，脸温温热热的，就达到目的了。

经过干洗脸以后，感觉到脸上热乎乎的，容光焕发，并且脸上有光泽、透着亮，这是"气"至了；看着脸红扑扑的，颜色不再苍白、晦暗，这是"血"到了。气血通畅，脸上也就

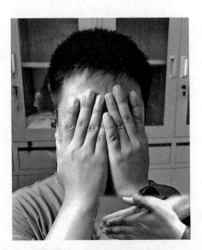

图11 干洗脸

没有毛病了，不仅能美容养颜，还体现了健康之美。

2. 梳头

方法：十指空握拳，呈爪形，从前发际一直梳到后发际，再梳两侧，以头皮温热为度，这叫"十指为梳"。（图12）也可借助头部保健工具来梳头。

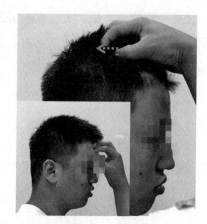

图12　十指梳头

注意事项：使用工具梳头时，应注意工具的卫生，每次梳完头后，记得清洗工具。每天如此反复几次，能疏通头部的经络，尤其是头顶中央的百会穴和四神聪穴位，还能使头部昏沉不清、头痛、头晕等症状得到非常好的缓解。晨起梳头，可使头部气血畅通，人体阳气充足，耳聪目明，头脑清醒，反应灵敏；黄昏梳头可使烦躁、抑郁等不良情绪逐渐消退，还能起到一定的催眠作用。此外，梳头有助于降血压，预防脑出血等疾病的发生。

3. 摩颈

方法：将双手搓热，用手掌在耳后翳风穴、风池穴、风府穴行搓法和抓法，以颈部柔软为度（详见《神仙也怕脑后风》）。

看面识"病"

患者疑问："高老师，一见面你就说我脾虚湿气大，还说出了我的一些身体不适。中医怎么这么神？您的判断是以什么为依据的？"

《难经》曰："望而知之谓之神。"这句话就强调了中医诊治疾病过程中望诊的重要性。《丹溪心法》云："有诸内者，必形诸外。"中医通过望诊就能知道人体内在的机体状态。接下来，我就简单地介绍一下如何通过望面部来了解健康与否。

一、望面的重要性

中医认为，人体五脏六腑通过经络与面部相连，脏腑气血充盈而上荣于面，面部的变化能够反映出体内五脏六腑的情况及人体气血的变化。同时又因为面部是望诊中最容易采集信息的部位，所以望面在望诊中是至关重要的，尤其是望面色。

二、望面色

首先，我们要知道什么是正常的面色。我们正常的面色应该是红黄隐隐，明润含蓄。

中医认为，青、赤、黄、白、黑这五种有别于正常面色的颜色能反映出人体内异常的变化。

1. 青色

面色发青，其色就好像"青草"的颜色。中医认为，青色主寒证、气滞、血瘀、疼痛、惊风。肝有问题时，面部也多表现为青色。

典型病例：

（1）熬夜伤肝，肝气郁结所致的面色发青

曾有一个小伙子，因身体不适来找我就诊。我观其脸色发青，情志抑郁，就询问其最近是否有熬夜，或者生闷气。小伙子说这几天容易着急生气，也失眠好几天了。这就是一个熬夜伤肝，肝气郁结所导致的面色发青的例子。

（2）小儿惊风先兆——高烧出现山根及唇周发青

曾接诊过一个高热惊厥的小孩子，观其山根（鼻根）、唇周明显发青。中医称高热惊厥为"急惊风"，小儿高烧出现山根及唇周的发青，一定要注意，这是"惊风"先兆，可能会发生"急惊风"。

2. 红色（赤色）

面色发红，其色就好像"鸡冠"的颜色。中医认为，红色主热证。心有问题时，面部多表现为红色。但是热证也有虚实之分，实热证当以清热泻火，虚热证当以滋阴降火，不能盲目地用寒凉药物来降火。

典型病例：

（1）颜面红赤：曾接诊过一个高血压患者，其面色红，尤其是前额和两颊红得明显，脖子也红，语言謇涩，咳吐黄痰，大便结，舌红，舌苔黄腻。前额属阳明，胃肠淤堵，邪热上熏而致前额红赤；两颊红属肝火上扰的反应。故此辨证治疗，面红消失，血压也下降至正常。

（2）阳气虚衰，阴盛格阳，虚阳上越所致的面色红：临床中曾接诊过一位面色浮红如妆的小伙子，自觉很热，头部容易流黄豆粒大小的汗，用手摸他的手、胸腹部反而不热，渴喜热饮，并见疲乏无力，舌淡苔白，这是因为阳气虚，阴内盛，格阳于外，虚阳上越所致。

3. 黄色

其色就好像"黄土"的颜色。中医讲"黄为脾"，主脾虚、湿证，多由脾虚失运，气血不能上荣头面；或湿邪内蕴，脾失运化，以致脾土之色外现而见面黄。

典型病例：

（1）脾虚所致的面色萎黄：我曾遇到一个腹泻的患者，一吃完东西就拉肚子，大便稀溏，无臭味，自觉疲乏无力，不想吃饭，头晕心慌气短，面色萎黄。这就是典型的脾虚表现。

（2）贫血所致的面色萎黄：曾有一贫血的女性患者，西医血常规检查显示贫血，手脚经常发麻，月经量少，也经常不想吃饭，其面色萎黄，指甲色淡。这是典型的血虚表现之一，再发展下去会出现面色苍白。

4. 白色

中医认为，白色主虚证、寒证、失血、夺气。如气血亏虚，或失血、夺气，以致气血不能上荣；寒凝气收，血行迟滞而血相对变少；阳气虚弱推动无力，以致面部血液减少。这些因素都可导致面色苍白。

典型病例：气血亏虚所致的面色苍白

临床中，就曾遇到一名女性患者，半个月无明显原因的面色苍白、气短乏力、稍动就心慌、手脚冰凉，这便是气血亏虚的表现。后血常规检测显示贫血。

5. 黑色

面色发黑，其色就好像"深水"的颜色，青黑之色。如果出现黑色，说明体内的水气比较重，这个水指的是废水、水饮之邪，而不是正常的津液。肾虚患者多面见黑色。同时，黑色也主寒证、痛证、血瘀。

当然，一个人生来就有、一生基本不变的肤色不属于异常的面色，如黑人天生皮肤黑。

三、望部位

中医认为，面部不同的部位代表了不同的脏腑，脸面某一局部出现异常，说明其存在相应的问题。《素问·刺热论》以面部分候五脏（图13），临床上肝热病者，左颊先发红；心热病者，额部先发红等。

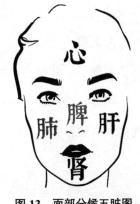

图13　面部分候五脏图

曾经有个患者咨询我，下巴老长痤疮是怎么回事。这大多是肾虚火旺所引起的，其面色也潮红，随后进行相应的中医治疗很快就痊愈了。

同时，面部五官各有所主，五官的疾病会反映出内在五脏的变化，比如鼻子上长疮，俗称"酒糟鼻"，多属于肺胃郁热。

当然，以上的讲解仅仅是望面的一小部分，也只是疾病的初步印象，最终的诊断还是需要四诊合参，通过辨证才能准确得出。

四、面部保健小妙招

1. 刮额

两手食指屈成弓状，食指中节靠拇指侧紧贴于额部，从前额正中沿眉棱骨刮向太阳穴，反复做30遍。（图14）

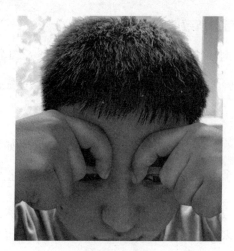

图 14　刮额

2. 摩面

双掌互擦至发热，然后趁热将双掌紧贴于面部，从下往上缓缓摩擦脸颊，摩至发热为止。

3. 面膜

白附子、牡丹皮、牡蛎、茯苓、川芎等量，打粉混合，用水或牛奶调成稀膏状，用温水洗脸，再用此药膏在脸上薄薄地敷一层，类似于面膜，等干后洗净。此面膜叫玉容散，有祛风活血、润面除斑的功效，坚持使用可改善肤色。

耳鸣耳聋怎么办

患者疑问："我耳朵老叫唤，我知道肾开窍于耳，耳鸣跟肾有关系，所以我就吃杞菊地黄丸，结果越吃越严重。高大夫，您说这怎么回事？"

耳鸣耳聋不仅仅只跟肾有关，其他很多因素也会造成耳窍不通或者耳窍失养，从而引发耳鸣耳聋。

一、与脏腑有关

1. 肝病耳聋

《素问·脏气法时论》说："肝病者，气逆则头痛，耳聋不聪。"说明肝脏有病的人，肝气上逆可引起头痛，耳聋。这种耳聋还伴有胁肋胀痛、面红目赤等症状。此类耳聋宜用疏肝行气降逆的药物，还要保持心态的平和。上面的那个病例吃杞菊地黄丸无效，我们以治疗性诊断来定他不是肾中虚火上扰所致，用杞菊地黄丸不对证，故此无效，应采用泄肝胆之火！

2. 肾病耳聋

《灵枢·脉度》云："肾气通于耳，肾和则耳能闻五音。"说明肾中精气通于耳，肾中精气充盈，耳朵才能正常发挥它的作用。肾中精气亏虚，无法滋养耳窍，则听力减退或见耳鸣，甚则耳聋。临床上此类耳鸣耳聋，大多是因肾阴不足，耳窍失养所致，并常伴有五心烦热（手脚心以及胸口发热）、口燥咽干等"火"的症状，宜选用具有滋阴降火功效的药物来治疗，例如六味地黄丸等。当然见到"火"的症状要辨清虚实，即实火当以清热泻火，虚火当以滋阴降火。

典型病例：肝胆实火往上熏蒸所致的耳鸣

某外地患者耳鸣多日，曾在当地就诊。大夫给他开了耳聋左慈丸，患者服用后不仅症状未减轻，反而加重，于是找我诊治。我分析其证属于肝胆实火往上熏蒸所导致，故予以清肝泻火、开郁通窍的药物。服用后第二天，患者反馈，症状已经缓解。而左慈耳鸣丸是由六味地黄丸加减而成，是针对肾阴不足引起的耳鸣。这就是在临床上见到耳鸣误治的典型病例。

除此之外，心、脾等脏腑病变也会引起耳聋耳鸣，例如"脾胃为气血生化之源"，脾胃虚弱，气血生化乏源，无法濡养耳窍，造成耳窍失养，从而引起耳鸣耳聋，常伴倦怠乏力、腹胀等症状。

二、与经络有关

耳与脏腑通过经络相联系，并将脏腑气血运行至耳窍，从而滋养耳窍。若经络不通，气血不畅，耳窍无法得到充分濡养，则耳为之鸣或聋。可通过采用针灸或药物的治疗手段，使得经络通，气血畅，耳窍得以濡养。例如针刺或按压耳部三穴（耳门、听宫、听会）。

1. 手少阳三焦经

手少阳三焦经循行经过耳窍，其主治的耳聋耳鸣表现为听觉模糊不清。中医学认为，三焦是水液运行的通道，水道通则耳窍得以养，水道不通则耳窍失养。因此，我们可通过针刺三焦经的腧穴，如外关、翳风等来治疗因水道不通所引起的耳鸣耳聋。

2. 手太阳小肠经

手太阳小肠经循行经过耳窍，中医认为小肠主液，故针刺小肠经的腧穴，如听宫、养老可以调理体内津液输布，使津液能够正常濡养耳窍，治疗由"液"异常所导致的耳鸣、耳聋。

3. 足少阳胆经

足少阳胆经循行经过耳窍，针刺此经腧穴，常用于治疗肝胆实火所引起的耳鸣耳聋，如悬钟、足临泣。

三、耳部日常保健

1. 抠耳屏

用手指伸到耳道里面，顺着耳道的方向，把耳屏轻轻地往外抠，可以双手同时操作。抠的力度要轻一点，不要太大，防止抠破，造成损伤。

2. 提耳尖、拉耳垂

可用食指和中指夹住耳尖穴，把整个耳朵往上提，另用拇指和食指夹住耳垂，轻轻地向下拉拽耳朵，以耳朵充血发热为度。

3. 搓按耳郭

用食指和中指比成剪子的形状，用指腹上下搓按整个耳朵，能够按摩到耳朵前面和耳朵后面的所有穴位，例如哑门、翳风、听宫、听会等穴位，以耳郭充血发热为度。

4. 按摩穴位

按摩外关穴、足临泣穴、太冲穴及脚底的涌泉穴，以穴位局部酸胀、发热为度。按摩穴位能够疏通经络气血，增强耳部局部供血，使人耳聪。既可以防止耳聋耳鸣的发生，也可以缓解一定程度的耳聋耳鸣。如果耳鸣耳聋比较重，一定要及时就医，以免延误病情。

综上所述，多种因素都可导致耳鸣耳聋，治疗需要通过辨证施治。根据耳鸣耳聋的不同类型，采用不同的治疗手段。中医和西医治疗耳鸣耳聋各有优势。如西医治疗耳石症效果较好，而神经官能症引起的耳鸣耳聋则中医治疗效果较好。此外，治疗耳鸣耳聋不能仅靠简单的医疗保健，一定要在医生指导下进行调治。

中医支招治眩晕

患者疑问："高老师，我最近老头晕，感觉头昏昏沉沉的，眼睛也花，提不起精神，没劲儿，这是怎么回事呀？"

生活中这样的情况有很多，中医称之为"眩晕"。西医中哪些疾病可见眩晕？中医又是如何看眩晕，以及有什么眩晕防治小妙招？

一、西医之眩晕

生活中一提起眩晕，大家就会想到高血压。实际上，眩晕并不仅仅见于高血压，它还常见于其他的疾病。

1. 脑动脉硬化症

本病多见于 60 岁左右的老年人。脑动脉硬化后，脑部血管狭窄或不通，导致脑血流量减少，脑部的供血供氧不足，引起眩晕。

2. 低血压

低血压也会出现眩晕，常伴面色苍白、乏力、心悸、汗出等症状。血压低不足以推动血液，脑部得不到血液的滋润，从而引起头晕。

3. 梅尼埃病（曾称美尼综合征）

梅尼埃病属耳源性眩晕之一，因膜迷路积水所致的内耳疾病，其典型的症状为视物旋转、恶心呕吐、耳鸣、耳胀感等。

4. 椎－基底动脉供血不足

椎－基底动脉是脑的重要供血动脉，椎－基底动脉供血不足会引起眩晕。有很多原因能够引起椎－基底动脉狭窄或闭塞，例如椎－基底动脉粥样硬化、颈部骨折、椎动脉型颈椎病等。

5. 高黏血症

这一类患者血脂高，血液黏稠度高，导致血液循环差，尤其是末梢血液循环。并且脑部血管末梢丰富，血液循环不好会引起脑部供血供氧不足，出现眩晕。

6. 低血糖

低血糖的患者除了面色苍白、出汗、心悸外，还会出现眩晕，甚至昏倒。尤其是糖尿病患者很容易出现低血糖，例如过于饥饿、胰岛素使用过量、降血糖药物服用不规律等情况。

此外，还有脑梗死、脑出血、脑瘤、贫血、心力衰竭等疾病也会出现眩晕的症状。因此，我们需要在医院进行很多检查来确诊，当然也有可能做了很多检查也没有找到病因。

二、中医之眩晕

《医林绳墨》云："头为诸阳之首，位高气清。"头应该像自然界的天空一样，晴空万里，没有浊物遮挡，清阳之气能够正常运行，才能保持清灵。痰湿瘀血之邪堆积在头部，就犹如乌云笼罩住天空，清阳之气被阻隔，从而眩晕。外感邪气也会扰动清阳，引起眩晕，如风邪。当然，眩晕还与脏腑功能的异常有关。

1. 眩晕与肝有关

《素问·至真要大论》说："诸风掉眩，皆属于肝。"指出眩晕的发生与肝有关。生活中，有人生气的时候就会感觉眼冒金星，甚至头晕。那是因为肝在志为怒，大怒暴怒则会引起肝阳上亢，上扰清阳，引起眩晕。

2. 眩晕与肾有关

《灵枢·海论》提到"脑为髓之海""髓海不足，则脑转耳鸣"，而肾藏精，精生髓。由此可见，眩晕与肾有关，只有肾精充足，才能生髓以充养脑。比如老年人肾脏功能衰退，使得藏精不足，髓海失养，故很容易出现头晕。

此外，肝属木，和大树一样需要肾水来滋润。如果肾阴不足，不能养肝，水不涵木，导致肝阳上亢，肝风扰动清窍，也会引起眩晕。

3. 眩晕与心有关

眩晕也与心有关系。心主血脉，其具有推动血液的作用。若心无力推动血液，则血不能上荣头面，就会引起眩晕。

当然，眩晕还与其他脏腑有关系，例如胃，临床上需仔细辨别。

特殊病例：眩晕与胃也有关

一位老太太早上送孙子孙女上学，走路比较急，感觉热得慌，口渴，回到家中就吃了个梨。结果吃完后就感觉头晕目眩，恶心呕吐，腹胀如鼓，于是找我就诊。我考虑是因吃凉的东西导致胃失和降，胃气上逆所引起的眩晕，于是予以针灸治疗，一会儿患者就感觉好多了，头也不晕了。

由此可知，很多因素都可以造成眩晕，甚至是多种因素共同引起眩晕。因此，我们不能盲目地使用止晕药物，虽然暂时缓解了眩晕，但只是治标，甚至会延误治疗的最佳时期。

三、眩晕防治小妙招

1. 按揉四神聪

四神聪位于百会前后左右各一寸的地方，是能让头脑清灵起来的穴位，用食指按四神聪，按压力度以穴位局部酸胀感为度，揉按 3 ～ 5 分钟即可。

2. 按揉醒脑穴

醒脑穴又称为安眠穴，位于翳风穴与风池穴连线的中点，具有醒脑开窍、镇静安眠之功。按压力度同上，揉按 2 分钟即可。

3. 按揉解溪穴

解溪穴，位于足背踝关节前横纹中点，与第 2 足趾正对处。长期坚持按摩此穴，可以有效地改善头痛、眩晕的症状。按压力度和时间同上。

讨厌的麦粒肿

患者疑问："高大夫，我家孩子眼睛肿了，和麦粒一样大，红红的，这是什么呀？孩子吵着难受，您看这该怎么办？"

这就是"麦粒肿"，老百姓俗称"针眼"。

一、麦粒肿是什么

麦粒肿，西医又称之为睑腺炎，是睫毛毛囊附近的皮脂腺或睑板腺的急性化脓性炎症。

麦粒肿又有内外之分。外麦粒肿发于睑缘上，可以在睑缘观察到有明显的麦粒状肿物；内麦粒肿发于眼皮内，多表现眼皮红肿，翻开眼皮可看到明显隆起或脓点。内麦粒肿较外麦粒肿的病情发展缓慢，病程较长。

二、引起麦粒肿的原因

西医认为麦粒肿是因细菌感染所引起的，营养不良的儿童、糖尿病患者及抵抗力低下者较易得本病。麦粒肿的诱因，有不注意眼部卫生、用眼过度及眼部原有慢性炎症等。生活中，小孩子会不自主地用小脏手揉眼睛，容易引起细菌感染，长出麦粒肿。因此，家长朋友平时需要注意并督促孩子戒掉喜欢揉眼睛的坏习惯，养成勤洗手的好习惯。

中医认为麦粒肿的形成，多因外感风热毒邪或过食肥甘厚腻、辛辣刺激性食物所致。它的发生多与脾、肝有关。预防麦粒肿要少吃辛辣肥甘厚腻之品，治疗期间一定注意清淡饮食，可吃一些绿豆、冬瓜、苦瓜等寒凉清热的食物。

三、眼睑属脾胃

脾主肉轮，主管上下眼睑，脾与胃相表里，故中医认为眼睑疾病与脾胃有关。

脾胃之热易上攻于眼睑，发为麦粒肿。我们可以黄连泡水代茶饮，清脾胃之热。因为眼睑受脾气充养而得以强健，若脾脏受损，则麦粒肿会迁延难愈或反复发作。所以要注意黄连水的使用，应中病即止，以防过用伤脾胃。尤其是小儿"脾常不足"，若调护不到位，很容易造成麦粒肿反复发作。

四、肝开窍于目

《素问·金匮真言论》云："肝开窍于目，藏经于肝。"由此可知，眼睛的疾病与肝相关。肝属木，具有和大树一样向上、向外周生长的特性，即肝气主升主动。肝气不受遏制而升动太过，会出现肝火上炎的情况。肝火易循经上行，熏蒸眼睑，从而引起麦粒肿。因小孩"肝有余"，易形成肝火，故易得麦粒肿。

中医讲"实则泻其子"，肝属木，心属火，木能生火，故心为肝之子。肝火旺，则泻心火。中指为手厥阴心包经循行所过，心包又有代心受邪之称，故临床中治疗麦粒肿，可在中指的中冲穴点刺出血，以泻肝火。

典型病例：心肝火旺型麦粒肿

一个10岁小男孩右眼睑长有麦粒肿，且未有脓点，家长带其来找我就诊。问诊得知近几日眼睛瘙痒，无缘由地流鼻血，口渴，小便黄，大便干。四诊后，辨证得出其是因热毒熏蒸眼睑，体内心肝火旺所引起的。于是我就在中冲穴点刺出血，予以黄连泡水喝，并嘱其自行买红霉素眼药膏外涂，注意眼部卫生，清淡饮食。麦粒肿很快就消失了。

五、其他处理

麦粒肿多由热毒炽盛引起，故可以在耳尖点刺放血，有清热解毒、消肿散结的作用。点刺出血的操作，需要注意消毒及针刺技巧，建议在医生指导下进行。

麦粒肿初期或脓肿未形成时，可用毛巾热敷，加快眼部的血液循环，促进炎症消失，每日 3 次，每次 20 分钟。

若麦粒肿有脓头出现，脓头会自行破溃，用干净棉球轻轻拭去即可，也可以到医院切开排脓。不可自行挤压排脓，挤压会使细菌及其产生的毒素倒流进颅内，扩大感染，引发危重症。

六、麦粒肿治疗小妙招

1. 中冲点刺出血

中冲穴位于中指末端中央最高点。先用酒精对局部皮肤消毒，然后捏住中指指尖，用采血针（或其他尖锐物品）于中冲点刺出血 10 滴以上（图 15）。须注意局部皮肤及用具消毒，点刺后注意卫生。

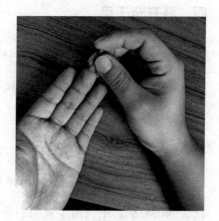

图 15　中冲点刺出血

2. 中药代茶饮

黄连 5g 置于茶杯中，用开水冲泡，待冷却后饮服。小孩子当酌情减量，黄连 3g 即可。须中病即止。

3. 抗生素眼膏外用

药店购买抗生素眼膏外用，例如红霉素眼膏。

以上方法仅适用于麦粒肿未形成脓肿时，必要时一定要到医院诊治。

神仙也怕脑后风

情景再现：

有一青年患者，晚上开着窗户睡觉，第二天早上起来脖子就动不了了，于是找我治疗。经过辨证是因晚上睡觉时感受风寒，使颈背部气血凝滞，筋络痹阻，以致颈部僵硬疼痛，动作不利。经过针灸推拿治疗之后症状缓解。

这个患者得的就是我们常说的"落枕"，大多数由风邪引起。民间有句俗语："神仙也怕脑后风。"说明人的脑后颈部易受风邪侵袭而得病。下面我们就来讲讲其中的机理，以便于做好日常防护。

一、生动的民间传说

传说上古有位叫彭祖的仙人患头痛，一直找不到原因。一日，他请了一位神医来看病，发现是洞府中有个小孔正对着他睡觉的地方，风由小孔而入，吹其脑后所致。可见这个脑后风有多么厉害，连彭祖这样的神仙也抵御不了，于是就有了"神仙也怕脑后风"的说法。

从中医的角度来看，因风为阳邪，易袭阳位，而头又为诸阳之会，所以头颈部最易受风邪侵袭。《素问·太阴阳明论》中提出"伤于风者，上先受之"，也说明风邪侵袭人体，先侵犯头部。

二、风邪的危害

风本是自然界空气流动形成的，中医对有损人体健康的风称为风邪，而且一年四季都有风邪存在，故风邪致病机会多。风邪侵袭头颈部，轻则侵入皮肤腠理，引发伤寒或颈部局部肌肉僵硬等身体不适；重则侵入脏腑，可导致中风、偏枯等疾病。而且风邪为百病之长，能够在机体上任何部位找到缺口，从而带领着其他的病邪侵入机体，造成不同的疾病。

典型病例：风邪侵袭所致面瘫

某患者夜晚贪凉，开窗直吹脑后，晨起发现口角歪向一侧。我给他四诊后，分析其面瘫为西医的面神经麻痹，中医称为口僻，因面颈部经络气血亏虚并感受风邪侵袭所导致的。经针药结合治疗，患者很快痊愈。

三、脑后有"风穴"

中医的十四经脉中，有许多含"风"字的腧穴，即风穴。"风穴"容易受风邪的损害，但因其气血旺盛，又是治疗风邪的要穴，其中翳风、风府、风池三穴都位于头颈部（脑后）。

风池穴的位置相当于现代医学所说枕骨大孔，从枕骨大孔出来的神经、血管支配着整个头面部的神经和血液。风邪侵袭颈部后，很容易影响到脑部的神经中枢引发疾病，例如出现面瘫。故此，应当做好脑后防护。

四、日常防护

"虚邪贼风，避之有时。"我们平时要积极而适度地做好颈部的防护，以预防风邪的侵袭。比如秋冬季要备好围巾，夏季空调风不直吹颈部，要适当做一些颈部运动。

同时我们可以通过摩颈刺激经络腧穴，来调理全身气血，提高颈部对风邪的抵抗能力，起到很好的预防作用。即通过双手将颈部搓热，以颈部皮肤温热、肌肉柔软为度。受风后，也可通过摩颈来驱散风邪。

五、落枕治疗小妙招

1. 按摩

（1）症状较轻、颈部活动受限不明显者，按摩患处紧张的肌肉及对侧的风池穴和正中的风府穴，用力以患者可承受为度，不可用力过度，以免造成肌肉的二次损伤。

（2）按揉对侧手三里穴、外关穴，同时活动颈部，幅度由小逐渐加大，转动幅度以患者可承受疼痛的最大限度为度。

2. 热敷法

用伸筋草、透骨草、红花、艾叶、乳香、没药等药物制成药包，加入大青盐加热，敷于患处，具有祛风散寒、活血化瘀之功，能够缓解颈部肌肉的僵硬。热敷药包不可过热，以免造成皮肤的烫伤。

"头痛"不能只医"头"

患者疑问："高老师，我现在头两侧疼痛，睡不了觉，您说我能不能先吃个止痛片？我该怎么办呢？"

如今，头痛已成为当代人中最为常见的疾病，被世界卫生组织列入"使人丧失能力的十大医学症状之一"，其发病率仅次于感冒，几乎每个人都会遭遇头痛。

一、中医看"头痛"

中医认为"不通则痛"，或"不荣则痛"。就和人吃东西一样，吃得过饱，撑得肚子会痛；不吃东西，饿着肚子也会痛。头痛就是由外感或内伤，致使脉络不通或失养，清窍不利所引起的。例如风寒湿热等外邪上犯于头，清阳之气运行受阻，气血不畅，阻遏脉道而发为头痛；或痰湿瘀血阻遏脉道，或因脾胃化生气血不足、肾精亏耗，无以充养脑部而发为头痛。治病求本，不通当以疏通血脉，不荣当以滋润血脉，而不能单纯止痛。

二、头痛需分部位

很多人会头痛，但头痛的部位不一样。有的人前额疼痛，而有的人头部两侧痛，甚至整个头都痛。从中医经络学来说，不同的部位疼痛说明不同的经脉经气不利或其联络的脏腑功能异常。

1. 前额头痛

《冷庐医话·头痛》云："属阳明者，上连目珠，痛在额前。"指出前额头痛属于阳明经。阳明头痛的特点是前额连眉棱骨痛，头痛得像要裂开一样，常伴有眼睛红赤、口渴、面红、舌红苔黄等症状。我们可以通过按揉睛明穴、攒竹穴、印堂穴来缓解头痛。阳明经属胃经、大肠经，头痛者还可能伴有嗳气、呕吐、便秘等症状。胃肠属腹部，腹会中脘，故可于中脘穴行针治疗前额头痛。曾有一患者前额头痛，眼皮抬不起来，仅在中脘穴扎了一针，片刻后头痛消失，再结合汤药，头痛没有再复发。

2. 两侧头痛

两侧头痛属于少阳头痛。"属少阳者，上至两角，痛在头角。"(《冷庐医话》)指出少阳头痛的特点是头两侧或一侧疼痛，可连及耳、目外眦。少阳头痛的人可伴有头晕、眼花、心烦易怒、口干口苦等症状。此时可以通过按揉太阳穴、丝竹空穴、率谷穴，起到缓解头痛的作用。生活中，女性经行头痛大多是少阳头痛，可以用小柴胡颗粒 2～3 袋加红糖冲服，能够有效缓解头痛。

3. 后头痛

临床中，有些感冒的患者并没有打喷嚏、流鼻涕等外感症状，或者症状轻微，反而表现为后头部疼痛，这说明太阳经气不利，属于太阳头痛，其包括脑后的疼痛和颈项的疼痛，甚至痛连背部。可以通过按揉风池、外关穴来缓解头痛。

4. 头顶痛

阳明经行头前（前额），少阳经行头侧，太阳经行头后，而头顶则属于厥阴经。厥阴头痛表现为头顶部疼痛，可伴有干呕、四肢发冷、胀痛易怒、眩晕等症状。我们可以通过按揉百会、四神聪及掐按中冲来缓解疼痛。

5. 全头痛

气血亏虚、肝肾阴虚引起的头痛一般是全头痛，且疼痛不剧烈，多通过补虚来进行调理。当然，其他类型的头痛也须中药调理才可治愈。

三、头痛要辨性质

不同的人头痛的部位会不一样，疼痛的性质也会不同，通过辨别疼痛的性质可以找出头痛的病因。

1. 掣痛、跳痛、胀痛

头痛有抽掣感，这是掣痛；头部感觉一跳一跳的疼痛，这是跳痛。掣痛与跳痛多是因阳亢、火热所致。头痛又发胀，谓之胀痛，也多见于阳亢所致。

2. 重痛

头痛而沉重，抬不起头，这是重痛，多为痰湿所致。临床中，有些头痛患者，就像头上裹着一顶湿帽子一样，又痛又重，这是因痰湿壅阻清道，致气血不利，沉滞于经隧脉络。

3. 刺痛

头部感觉针扎样的疼痛，这是刺痛，中医认为是瘀血阻滞所致。曾经有个患者起初头痛并不剧烈，但随着时间的推移，头部感觉像针扎样的疼痛，这是由久病生瘀所导致的刺痛。患者的颅脑 CT 也显示脑部存在淤血。

4. 隐痛

头痛不剧烈，只是隐隐作痛，称为隐痛。中医认为，隐痛大都是因气血亏虚或肾精亏虚所导致的。这类患者长年被头痛折磨，头总是隐隐作痛，但去医院检查也没有发现问题。

四、预防头痛从诱因着手

头痛如此之难受，必有诱因，只要能够做好相对应的防护，就可以大大地减少头痛的发生。

中医认为，头痛的诱因有起居不慎、饮食失节、情志不畅等。例如社会压力的不断加大，偏食肥甘厚味或者暴饮暴食等。头痛的发生还与其他不良生活习惯有关，例如长期低头看电脑或手机、长期熬夜等。因此，我们要养成良好的生活习惯，从情志、饮食及起居等多方面进行防护。

头痛并不是一件小事，虽然不少头痛可以暂时忍耐，但如果不重视，很可能带来严重的后果。例如脑瘤的疼痛起初就不明显，但是会越来越痛。如果你头痛，不建议乱吃止痛药，一定要找医生判断病因，对症下药。

五、头痛防治小妙招

1. 按揉印堂、太阳、风池、率谷、百会

指揉印堂、太阳、风池、率谷、百会，力度以穴位局部酸胀感为度，按揉2～3分钟。

2. 十指梳头

十指为梳，自前发际线梳至后发际线，由眉梢至后枕部，进行从前头、头顶、头后及头侧部的梳理，各梳理30次。

聊聊"脱发、秃顶"那些事

现在很多人都备受脱发的困扰，工作和生活的压力让不少人都"秃头"了，而且"秃头大军"逐渐年轻化，80后、90后成为"主力军"，甚至不少00后也开始脱发（图16）。由此，市面上衍生出了很多生发产品，医美植发也受到很多人的推崇。对此我想说，这其实是亡羊补牢的做法，治标不治本。

70前	70后	80后	90后	00后
17.8%	7.1%	38.5%	36.1%	0.4%

图16　各年龄脱发占比

一、为什么人未老，发先少

现在为什么不少人本该身体盛壮的年纪，头发却先掉了，变少了呢？其实早

在两千多年前，古人就已经对此做出了解答。

《素问·上古天真论》中（图17）就明确指出了人体头发从发长、长极、枯槁并开始脱落、变白、脱落的生理过程与肾气、阳脉经气的盛衰相关。随着年龄的增长，肾精由盛到衰，毛发也由荣转枯，以致脱落。若肾精早衰，则头发也会出现过早的脱落。

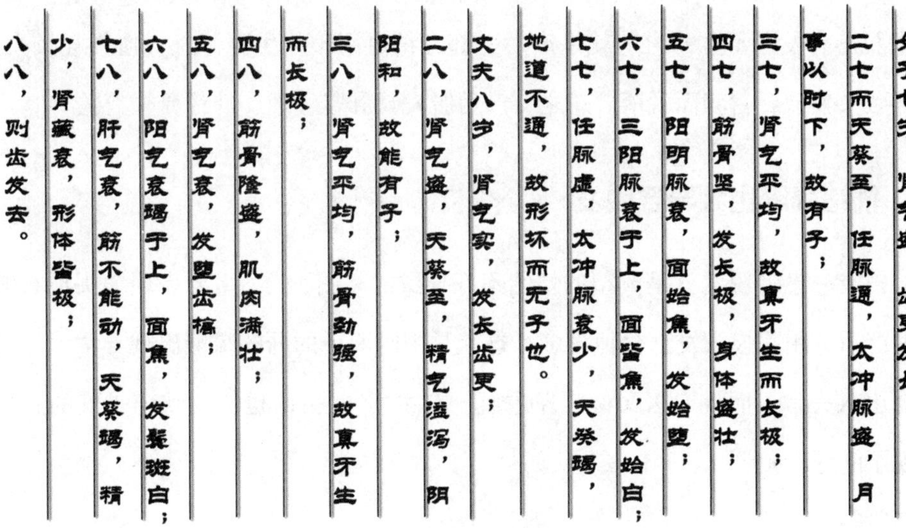

女子七岁，肾气盛，齿更发长，二七而天癸至，任脉通，太冲脉盛，月事以时下，故有子；三七，肾气平均，故真牙生而长极；四七，筋骨坚，发长极，身体盛壮；五七，阳明脉衰，面始焦，发始堕；六七，三阳脉衰于上，面皆焦，发始白；七七，任脉虚，太冲脉衰少，天癸竭，地道不通，故形坏而无子也。丈夫八岁，肾气实，发长齿更；二八，肾气盛，天癸至，精气溢泻，阴阳和，故能有子；三八，肾气平均，筋骨劲强，故真牙生而长极；四八，筋骨隆盛，肌肉满壮；五八，肾气衰，发堕齿槁；六八，阳气衰竭于上，面焦，发鬓斑白，精少，肾藏衰，形体皆极；七八，肝气衰，筋不能动，天癸竭，精少，肾藏衰，形体皆极；八八，则齿发去。

图17 《素问·上古天真论》节选

所以，出现了脱发、秃顶就要想想是不是过早"透支"了自己，是否有熬夜、手淫等消耗肾精的不良生活习惯，要及早纠正过来。

二、"水"多烂"根"是为何

名老中医岳美中先生在《一味茯苓饮治发秃》文中曾云："发秃多因水气上犯颠顶，侵蚀其根，使发根腐而脱落。"这里的"水"指的是废水，即水湿、湿热，其典型的表现就是头发出油。此类型脱发的患者多因工作压力较大，久思伤脾，脾虚易生湿邪；或喜欢吃辛辣甜腻的食物，饮食不节；或长期情绪压抑，经常借烟酒消愁，易生湿热，使湿热上蒸。这种水不仅腐蚀发根，而且影响局部气血运行，长此以往，发无所养而脱落。

三、产后脱发为哪般

很多女性产后都在苦恼于头发掉得厉害，为什么会出现这种现象呢?

中医认为，发为血之余，发为血养。《黄帝内经》云："今妇人……有余于气，不足于血……"指出妇人血常不足。妊娠后期血聚养胎，加之产后元气大伤，肾元虚损，甚则出血，以及胞络损伤，冲任气血亏虚，发失所养，因此产后鬓发脱落、发退不生；再有就是产后一部分精血用于化生乳汁，气血损耗较大，也导致头发缺乏营养而脱落。总之，产后脱发与肝肾亏虚、冲任受损有关。

四、情绪暴躁也会导致脱发

曾有一患者脱发就是典型的情绪不好导致的（图18），主要表现为头顶右侧脱发严重，用手摸头发都会掉很多。这就是中医所说的肝的疏泄出现异常，气机升降出入失常，而且中医又说"左主血、右主气"，由此也能反映出是气的运行出现了问题。

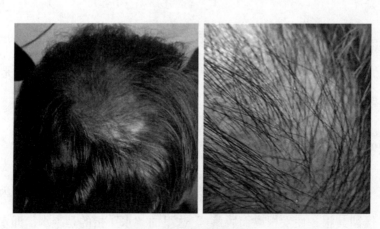

图18　情绪暴躁所致脱发

《灵枢·经脉》说："肝足厥阴之脉……一上出额，与督脉会于颠。"肝藏血，条达有度，气血运行畅通，随足厥阴肝经行至颠顶濡养毛发，则毛发荣泽。若情志变化，比如大怒，影响肝的疏泄，血行不畅，营血无法濡养毛发，则出现脱发。

还有平时压力大、经常熬夜、焦虑也会影响到肝的疏泄，导致脱发。

五、中医巧治脱发

1. 自我按摩法

双手五指略分开，用指腹在头皮上从前向后按摩，循环 3 ～ 5 次。先用手按摩头顶部的头皮，再按摩左右两边的头皮，循环 3 ～ 5 次。再均匀用力轻敲头皮各处，循环 3 ～ 5 次。需长期坚持。

2. 梅花针叩刺配合涂抹生姜

《医宗金鉴》中提到用针砭头皮光亮之处，可以使毛发再生。梅花针叩刺能促进头皮局部气血运行，以达到疏经通络、行气活血之功。

用鲜姜切厚片，使姜汁溢出，再均匀涂擦于头部皮肤。然后用乙醇消毒后的梅花针，沿着头部经络分布的路线，按督脉—膀胱经—胆经顺序依次敲击，脱发较明显部位可单独集中叩刺。每条经络来回叩刺 5 遍后，再将生姜汁均匀涂擦于头部皮肤，重复以上叩刺 2 次为 1 次治疗。治疗结束时，再用生姜片涂擦局部。产后妇女体质多虚，叩刺稍觉疼痛即可；身体较强壮者，手法可适度加重，至局部皮肤潮红为度。

3. 当归生姜羊肉汤——产后补虚第一方

此方出自东汉张仲景的《金匮要略》。

功效：补气养血，温中补虚。

做法：当归 30g，生姜 50g，羊肉 500g，也可加适量大枣、枸杞，出锅时加薄盐调味。

此汤既能补血，又能祛寒。其中以当归温养补血，尤益女子；生姜辛温，是温中散寒良品；羊肉温补脾胃，补血温经。

4. 外用洗头方

何首乌 50g，侧柏叶 50g，浮萍 15 ～ 20g。

气血不足、体质偏寒者，可加生姜（打碎）100g，艾叶 15 ～ 20g。

头油多、头屑多者，可在此方中加大皂角（打碎）50g，无患子 50g，桑白皮 20g，苦参 20g。

用法：和平时煮药一样，药煮过后，用药汤洗发。

当然，具体操作时，还需要在医生指导下使用。

年少白了头，中医来解愁

患者疑问："高大夫，我家儿子从上初中起，就开始长白头发，我也不想让他染发，知道染发剂对人的伤害太大了。咱们中医有什么好方法吗？"

随着年龄的增长，黑发变白是正常的自然规律，但是 20 多岁的年轻人出现白发，甚则"少白头"，这都属于头发早白，是正常的。白发既影响美观又影响心情，为此大部分人可能会去染发。但现代研究表明，染发剂有三大危害——过敏、致癌、损伤肝肾，所以不能靠外在的染发剂，而是需要从内调理身体，让白发彻底变黑。

一、肾精亏虚致白发

中医认为，"肾其华在发"，肾主管头发的颜色，肾气充沛的人一般头发就会乌黑发亮。而头发过早变白则可能与肾气不足有关，可能是因先天禀赋不足，也就是父母先天赋予的肾精不足，或是后天的过度损耗造成的，比如房劳过多等造成肾中精气的亏损。总之，头发早白主要与肾中精气的亏虚有关。

二、青少年血热致白发

青年人血气充盛，阳气旺，易生火生热，血被热熏灼，就像熬小米粥一样，下边火太旺，米汤变少，最后甚至糊锅。张子和在《儒门事亲》中云："至如年少，发早白落，或白屑者，此血热而太过也。"血少了，致使血虚，毛发失养，出现白发。血虚生风还会表现为头屑多，甚则脱发。

三、情志问题生白发

民间有句歇后语，叫"伍子胥过韶关——一夜愁白了头"，情志问题也是头发变白的"元凶"之一。

"脾在志为思""忧思伤脾"，有些人工作压力过大，或用脑及思虑过度等，从中医角度来看，这就会耗伤脾胃的气血，气血生化乏源，导致头发不再润滑光亮，白发也会随之增多。长期抑郁，肝气郁结，气血运行不畅，发失所荣而变白。

总之，头发早白是由很多原因造成的，包括肾精亏虚、血热、情志不遂等，不能一概而论，需辨证求因，中医对此也都有相对应的解决办法。

四、中医来支招

1. 梳头疗法

"千过梳发，头不白"，常梳头、勤按摩，能够防止白发生长。

具体方法：十指指肚用中等稍强的力量，对头部进行梳理，可先从前往后梳；然后再用十指指肚均匀地揉搓整个头部发根，从前到后，从左到右，要全部揉搓到；最后挤压头皮，用适当力量对头部进行按摩，能畅通经脉，调理气血，促进血液循环。

2. 调节情绪，保持乐观心态

俗话说："笑一笑，十年少；愁一愁，白了头。"生活中要正确面对压力，调节好情绪，保持积极乐观的心态，这对于防止早生白发极为重要。

3. 多食黑色食物补肾

中医认为，黑色入肾。平时可适当多吃些黑色的食物，如黑豆、黑芝麻、黑米、紫米、黑木耳、桑椹等都是不错的选择。此外，肾藏精，而植物的种子果实是其精华之所在，故一些非黑色食物，特别是坚果类，如栗子、核桃、松子、开心果等亦为补肾佳品。

4. 穴位按摩

（1）按揉太冲。太冲是肝经"消气穴"，可疏肝解郁、清泻肝火，适用于情绪抑郁或肝火偏旺人群。

（2）按揉涌泉穴。《灵枢·本输》云："肾出于涌泉，涌泉者足心也。"按揉涌泉穴可温热行气，滋阴补肾。

（3）搓搓腰部。双手握拳，拳眼向内，在后腰部位上下搓动。搓摩腰部，实际上是对命门、肾俞按摩，从而起到温肾壮腰、培源固本的功效。

5. 中药药枕法

中药药枕疗法是根据汉代名医华佗"闻香除病"之理，使睡枕者通过呼吸吸入及皮肤吸收药物，作用于人体的血脉、经络和脏腑，从而达到解除疾患的目的。

制作方法：取川芎、桔梗、天麻、藁本、肉桂、防风、当归、白芷、细辛、党参、制何首乌、补骨脂各 100g，冰片 20g，粉碎成粗粉，装入已备好的长 25cm、宽 15cm 厚布袋内，密封袋口，每夜枕之。

此外，还可以通过中药内服的方法来改善头发早白的状况，但是具体使用方法还需在医师的指导下进行。

痤疮不能乱用"消炎药"

患者疑问："高老师，我家孩子脸上长了好多痤疮，药店给我拿了几盒消炎药，吃了也不管用，您说怎么办呢？"

现实生活中，人们或多或少都有长痤疮的情况。针对这一问题，我们来看看中医对痤疮的认识，并分析一下"痤疮到底适不适合用消炎药"。

一、中西谈痤疮

1. 西医讲"痤疮"

痤疮，俗称"青春痘"，面部痤疮就是脸上长的青春痘，这是一种常见的皮肤病，各年龄段均可发病，多见于青少年。西医认为，痤疮是体内激素不平衡所造成的。雄性激素是痤疮主要的诱发因素，雄性激素增加，刺激毛囊皮脂腺分泌，皮脂排出增多，阻塞毛孔，从而出现面部痤疮，所以不能乱用消炎药。当然，青春期是孩子生长发育的关键期，脸上痤疮只要不严重，都属于正常现象。

2. 中医论"痤疮"

痤疮，中医又称为"粉刺""酒刺"，认为痤疮的发生主要与湿、热有关。临床中，痤疮多表现为红色丘疹，或有白色脓包，或自觉痒痛。红色丘疹，说明有热；白色脓包，说明有湿邪；痒痛，说明肺经风热。同时，热亦有"实"与"虚"之分。实热证如肝热引起的痤疮，多伴有急躁易怒、失眠等表现；虚热证如肾阴虚引起的痤疮，可伴有五心烦热、颧红、眩晕、耳鸣等临床表现。

面部痤疮长在不同的部位，也能说明不同脏腑的情况。例如额头长痤疮，往往反映了阳明胃经与大肠经淤堵；脸颊上长痤疮，反映肝火在脸颊蓄积；鼻子红，酒糟鼻，大多数是肺胃热盛；若出现在下颌部，是肾虚产生的虚火所致。

在用药治疗中，实热证当以清热为主，辅以祛风、疏肝等；虚热证当以滋阴为主，辅以降火等；如有湿邪，当健脾运湿。

中医研究表明，消炎药虽然是西药，却发现其具备中药寒凉药的药性。到此，我们知道痤疮有虚实之分，且易与湿邪互结。因此，具备寒凉特性的消炎药自然就不能盲目使用了。

二、乱用与误用寒凉的后果

临床治疗过程中，实热证使用寒凉药治病的原则是"中病即止"，避免损伤体内的阳气；虚热证使用寒凉药，则会使病情加重。临床经验告诉我，误用寒凉或者过用寒凉会使体内出现上热下寒、中间淤堵的状态，即虚实夹杂的证候。

寒凉药物，易伤脾胃。当人体服用后，首先损伤的是脾阳，脾阳不足，运化水湿的功能就差，从而引起水湿的蓄积。脾胃位于中焦，水湿也易积于中焦，从而像屏障一样阻隔于中焦，会进一步影响脾胃升降出入的功能，此时人体会出现大便稀溏、舌苔厚腻的症状。如果此时再继续用寒凉的药物，水湿就犹如河流遇冷结冰一样，人体想清除也无能为力。

当"屏障"形成后，也会影响到肝的功能。中医讲"肝属木，脾属土"，意思是肝相当于大树，脾相当于土地，树木能够把土地下所积蓄的水给拔出来，通过光合作用散播出去。肝木的疏泄功能就是对脾土所积蓄的水进行疏通。此时肝的疏泄功能也受到了阻碍，进而出现情志不畅、烦躁易怒等表现。中医又讲"怒伤肝"，情绪的暴躁加上晚上熬夜等不良的生活习惯，又会进一步影响肝的疏泄功能，导致更多的水湿停聚。

五脏六腑是相互影响的，肝脾功能受损，其他脏腑的功能也会受到影响，最后形成恶性循环，虚实夹杂，从而病情越来越复杂。

三、诊疗心得

情景再现：

一个正在上中学的女生，在学校住宿，脸上长满了痤疮，前胸与后背亦可见痤疮，多次辗转治疗，接诊医生都解释其是毛囊炎，需要用消炎药治疗。患者服用消炎药后，上半身迅速布满痤疮，下半身亦布满米粟样的丘疹，未见好转，于是找到我诊治。患者现症见面红，乏力，不渴，口中黏腻，大便稀溏，舌苔白而厚，脉缓而弱。辨证后采用健脾运湿、疏肝理气的方法，针药结合，嘱其禁食辛辣油腻、甜凉的食物，作息规律，按时睡觉，心情保持舒畅，药渣泡脚。经过几个疗程，疾病已痊愈。

这个病例的诊疗我是这样思考的：

（1）体内有湿浊淤堵，所以用健脾利湿的药物祛除湿浊，不可使用寒凉药物。

（2）禁食甜的、凉的、辛辣、油腻的食物，此时脾脏功能已经很差，此类食物会加重病情。

（3）作息一定要规律。中医讲"晚上11点到凌晨1点是胆主时；1点到3点是肝主时"。孩子上学压力太大，经常睡得晚甚至熬夜，这会影响肝的疏泄功能，进而影响到痰湿的代谢。

（4）情绪上不能着急，情绪的波动也会影响到肝。

（5）药渣泡脚。利用泡脚发汗，使邪从汗孔而出。并且，从发汗的情况也能判断疾病的好坏。如果全身出汗，这是好的表现，说明上下通透；如果只是上半身出汗或者头部出汗，这是坏的表现，说明中焦淤堵或是身体有了其他的问题。

综上所述，在面对脸上长痤疮的情况，如果是青少年长得不多，大可不必担心，是正常表现；如果大面积长痤疮，也不能盲目地使用消炎药，最好在中医的指导下进行治疗。"三分治、七分养"，无论哪个年龄段的患者，在治疗过程中一定要禁食甜凉、辛辣、油腻的食物，规律作息，心情保持舒畅，遵循医者的嘱咐。

四、治疗痤疮小妙招——艾薏面膜

成分：艾灰，薏米粉，酸奶。

功效：清热利湿，祛痘除斑，美白润肤。

主治：适用于湿热蕴结皮肤所引起的痤疮，斑点，皮肤发黄、出油等。也可治疗肌肤干燥。

用法：一般艾灰与薏米粉按照 1：1 的比例混合，使用量以涂抹面积为准；酸奶适量，与药粉搅拌均匀，调成糊状，均匀涂抹于面部。如果皮肤红肿严重，艾灰则加量；如果白头严重，薏米粉则加量。

注意事项：过敏体质者慎用。

鼻炎年年犯怎么办

患者疑问："高大夫，我鼻炎年年犯，以前吃点中成药和消炎药就好了，但是现在不管用了，鼻塞得难受。您看应该吃点什么药？"

鼻炎不仅会影响呼吸功能，还会造成眼睛红、嘴干、口苦等症状，严重地影响生活质量。鼻炎年年犯，我们应该怎么处理呢？

一、先来认识鼻炎

西医认为鼻炎是鼻腔黏膜及黏膜下组织发生的炎症，常见的有急性鼻炎、慢性鼻炎及过敏性鼻炎。

1. 急性鼻炎

急性鼻炎起病急，病程短，常表现为鼻塞、流涕。鼻涕多先清稀后浓稠，可伴有微恶寒、发热等症状。全年均可发病，好发于冬春两季。

中医称之为"伤风鼻塞"，从"伤风"就可以看出，此病由风邪引起，且风邪易夹寒热，形成风寒、风热侵袭鼻窍。

2. 慢性鼻炎

慢性鼻炎多表现为鼻塞及鼻甲肿胀，有的患者鼻塞呈间歇性，活动后鼻塞消失，休息时鼻塞加重；或鼻塞呈交替性，侧卧时靠下的鼻腔鼻塞严重，或呈持续性的鼻塞。慢性鼻炎患者鼻涕浓稠时，不容易擤出，鼻涕则会流向咽部，经口吐出，出现多"痰"的症状。

中医称之为"鼻窒"。"窒"，塞也，阻塞不通的意思。中医认为"鼻窒"多因正气虚弱，伤风鼻塞反复发作，余邪未清或邪毒久留，瘀阻鼻窍所致。

3. 过敏性鼻炎

西医认为过敏性鼻炎的发生与接触过敏原有关，例如花粉、屋尘螨、尘土等，尤其是现代空气污染严重，过敏性鼻炎的发病率明显上升。

中医称之为"鼻鼽"。鼻鼽的特点是喷嚏频作，还有鼻痒、流清涕、鼻塞等表现。多是在肺脾肾三脏虚损基础之上，感受风寒异气，鼻窍受邪所致。

鼻炎还有干燥性鼻炎、萎缩性鼻炎及鼻窦炎等类型，须在医生指导下用药。

二、防鼻炎先防风寒

每当气温骤降之时，鼻炎患者就会出现鼻塞加重的情况。中医认为，鼻炎反复发作是风寒入体，侵袭鼻窍发为鼻炎。风寒之气冬春季尤甚，秋季次之。而现在，夏季还有"人造风寒"，即吹空调。故防鼻炎需先防风寒。

第一，从外防风寒。首先做好鼻部的防护。例如不要依赖冲洗鼻腔，尤其是用冷水冲洗；出门戴好口罩，避免冷空气和其他刺激物刺激鼻部；可以揉搓面部及鼻部，以达到鼻部祛寒的目的；还可以进行中药熏洗鼻部。

除此之外，还需做好整体防护。例如换季时节，要合理穿戴衣物，做好日常保暖；夏季要防"人造风寒"，切勿贪凉，慎用空调等。

第二，从内防风寒。体内阳气虚弱，无力抗争寒邪，易致寒邪侵袭鼻窍，尤其与肺脾肾三脏关系密切。《诸病源候论》云："肺气通于鼻，其脏有冷，冷随气入乘于鼻，故使津液不能自收。"这是因为肺脏受寒，卫表不固，鼻窍不利而发病。卫气源于水谷精微，与脾息息相关。夏季人们喜食冷饮、凉茶，甚至冬季也会吃一些冷饮，这会损伤脾阳。肺脾不足，卫气功能变弱，抵抗力变差，稍有风吹草动，鼻炎便会发作。

鼻炎初发或鼻炎将愈时打喷嚏，这是肾阳振奋的表现。中医认为，肾阳为一身阳气之根本，肾阳充盛能防止寒邪乘虚深入，将侵袭肺系且尚未深入的寒邪通过打喷嚏的形式"喷出"体外。

因此，从内防风寒就要从固护肺、脾、肾三脏下手，例如进行艾灸以温阳散寒。

三、经络治鼻炎

鼻为血脉多聚之处，十二经脉及奇经八脉中有 12 条经脉直接循行于鼻或鼻旁，其中阳经居多。由此可见，鼻部喜温，受阳气充盛，才能抵御外邪。中医认为，经络所过，主治所及，故可以从经络治疗鼻炎。

足太阳膀胱起于鼻根部，下接足少阴肾经，因此，可从膀胱经和肾经来治疗鼻炎。如用刮痧法，循督脉与膀胱经刮痧，以达到祛风寒、祛风热的作用。

鼻塞、鼻流浊涕、吃饭不香，中医认为病在胃经、胆经，可以通过按揉胃经的丰隆穴来解除鼻塞的症状。

大肠经过鼻窍，且肺与大肠相表里，坚持揉按肺经与大肠经的穴位，可以缓解鼻塞症状，如孔最穴、合谷穴。

我们还可以通过按摩鼻部来调理鼻部气血，使得鼻部气血通畅，从而鼻窍畅通。

最后，为防止鼻炎的反复发作，我们须将防护做到位，养成良好的生活习惯和生活方式，改善室内空气质量，增强体质，尤其要注意外防风寒、内护脏腑。

四、鼻炎治疗小妙招

（1）布包熏鼻：取等量的辛夷、苍术、石菖蒲、白芷塞入布包中（有条件者，可打碎后再塞入）。每日3次，将其置于鼻前，每次嗅5～10分钟或时时嗅之。

（2）中药熏洗：辛夷、苍耳子、白芷各10g，用水煎取汁。熏洗鼻部，每日1次。

（3）按揉穴位：按压迎香穴、攒竹穴、通天穴，按揉3～5分钟，力度以穴位局部稍感酸痛为度。

（4）搓鼻旁：用食指指腹置于鼻旁，进行上下推擦3～5分钟，至局部皮肤发红、发热为度。

反复起口腔溃疡如何调

日常生活中，很多人都会受到反复性口腔溃疡的困扰，吃牛黄上清片也大都不管用，严重影响人们的生活质量。下面我们就从中医的角度出发，讲讲口腔溃疡发生的原因及如何防治。

中医称口腔溃疡为"口疮"，可发生在口腔内任何部位，而以唇、颊、舌最为常见，与脏腑经络密切相关，与人们的体质和生活习惯也有关。

一、从脏腑经络来说

1. 心与口疮

《灵枢·五阅五使》说："舌者，心之官也。"说明舌为心与外界沟通之官窍。心火亢盛，循经上攻于口，即可引发口舌溃烂而生疮，多发生于舌边尖部，其边缘有红晕，还伴有口渴、小便短赤等症状。治疗可使用清心泻火的药物，或者"实则泻其子（脾）"，针刺或按摩太白穴（脾经腧穴）。

平时，可以吃一些清心泻火的食物，例如用莲子心或者竹叶泡水喝，用荸荠、莲子熬粥喝，也可多食用些杨桃、蜂蜜等食物。

2. 脾与口疮

《灵枢·脉度》云："脾气通于口，脾和则口能知五谷矣。"说明口为脾之官窍，脾气健运则口能知味。一旦脾胃运化功能失常，则湿热容易内生，上熏口腔而导致口舌生疮，多发生于唇颊部。其平坦而浅，边缘淡红且难以愈合，还伴有腹胀、便溏不爽等症状。治疗多祛湿为主。生活中，可以通过食疗祛湿，例如可喝红豆薏米粥、牛蒡萝卜汤、扁豆瘦肉汤等；也可通过穴位按摩的方法来治疗，例如丰隆穴、中脘穴。

3. 肾与口疮

《灵枢·经脉》云："肾足少阴之脉，起于小指之下……夹舌本。"说明舌与肾有关。肾阴亏虚，虚热内生，导致虚热向上灼烧，致使咽喉干燥、疼痛，以及口舌干裂、生疮。此类口疮可发于口腔任何部位，基底白黄渗出，边缘红晕高起。针对阴虚火旺所致的口疮，可服用滋阴降火之中药，如知柏地黄丸等。

典型病例：口疮反复发作

某患者常年好发口疮，外敷药效果不佳，到医院诊治，效果仍不明显，且未查明病因。于是找我诊治，患者口疮发生已有 5 天，疼痛难忍，影响进食，溃疡位于唇颊内侧，其平坦而浅，边缘淡红，并伴有胃脘胀满、体倦乏力、便溏不爽等症状。分析是因脾胃湿热循经上行，熏蒸于口所致，故予以清利湿热的药物，并施以针灸治疗。患者服药后，第二天反馈，疼痛已消失，口疮已缩小。

除此之外，其他脏腑也能产生"火"，从而引发口疮。例如肝胆火旺上熏于口，亦可发为口疮，其好发于舌两侧，边缘明显充血、水肿。

可见，一个小小口疮的发病机制也是复杂的，与脏腑"火"密切相关，故其治疗也要在医生的指导下进行。

二、从易感人群来说

1. 爱吃辛辣刺激食物、肥甘厚味或者饮食不节

此类人因过食辛辣、肥甘厚味之品，易生内热、痰湿或是食积化热，以致胃肠火热，循经熏蒸于口，从而引发口疮。治疗的同时，应合理控制饮食，调整饮食结构，不可过食辛辣、肥甘厚味之品。

2. 平时脾气急躁、心情烦闷、压力大

此类人因过度情志刺激造成气郁而化火，火热向上熏蒸于口，从而引发口疮。因此，应保持情志的舒畅，可采用适宜的方法来疏解情绪，例如打太极拳等运动以防口疮发生。

3. 操劳过度、经常熬夜或阴虚体质

此类人因体内气血津液耗伤，阴液少而出现"虚火"的表现，如口渴、舌燥等，非常容易"上火"而引发口疮。平时在饮食上要多以清淡的、滋阴的食物为主，注意劳逸结合，不要熬夜。

4. 有咬颊、咬舌不良习惯，不注意调理饮食或不注意口腔清洁

此类人应做到清淡饮食，饭后漱口，勤刷牙，保持口腔的清洁，以防口疮发生。

口疮虽然烦人，但一般可以自愈，不必过于担心。如果口疮超过数周也未愈合，就需要去医院看医生，因为这可能与口腔癌有关。

目前，西医对于复发性口腔溃疡发病机制尚不明确，故无根治之良药。而中医治疗口疮的效果明显，尤其注重于防，平时养成良好的生活习惯，保持心态的平和，可让口疮不再发生。

三、口疮治疗小妙招

1. 药水擦洗

薄荷 5g，水 200mL，煮沸后再煮 5 分钟。用纱布蘸取薄荷水擦洗患处，每日 3 ～ 6 次。

2. 外敷中药

五倍子或黄连打粉后，直接涂于患处，每日 3 ～ 5 次。

3. 点刺出血

用采血针点刺耳尖穴、金津穴、玉液穴等。点刺前，需要先用酒精消毒，每个穴位以出血 10 滴为度。舌下放血效果较好，但不易操作，宜在医生指导下进行。

说说打呼噜

打呼噜在人们的生活中实属寻常现象，而在许多人眼里，打呼噜是一种不正常的现象，也有人认为打呼噜是睡得香的表现。下面我们就通过几个小问题来了解一下打呼噜。

一、打呼噜是病吗

打呼噜就是病！打呼噜在医学上称为"打鼾"，90% 的打鼾都属于"睡眠呼吸暂停低通气综合征"。睡眠呼吸暂停低通气综合征是指响亮鼾声、短暂气喘及持续 10 秒以上的呼吸暂停，并且交替发生的异常呼吸方式。简单地讲，就是打一会儿呼噜，憋一会儿气。

打呼噜对人体的危害非常大，在睡眠过程中出现呼吸暂停，会使人体处在缺氧的状态，白天容易嗜睡乏困，驾车时会比较危险，时间久了就会影响大脑的功能，出现记忆力减退、晨起头痛、脾气暴躁等症状，严重者还会引发高血压和脑血管疾病。

二、打呼噜要就医吗

如果只是偶尔轻微的打鼾，我们只要注意充分休息，改善生活习惯即可。

但是，如果发现以下症状就一定要引起重视。例如晨起出现头痛、疲倦、嗜睡、注意力不集中等，夜间睡觉出现持续大声打鼾、呼吸暂停、喘息或窒息、睡眠不安、多动、夜尿增多等症状时，一定要及时就医，查明病因，积极治疗。

三、为什么胖人爱打呼噜

俗话说"十个胖人九个打呼噜"，这是为什么呢？中医认为，胖人多痰湿，体内痰湿过盛，痰湿壅滞于舌下、咽喉，导致舌头、喉咙等部位日益肉厚软坠。当人熟睡后，舌头易后坠，堵住喉咙，导致气道狭窄，空气进入的时候受阻，就容易打呼噜，甚至出现憋气的情况。

典型病例：痰浊中阻所致打呼噜

患者张某，男性，45岁，身材偏胖，自述白天头晕头痛，记忆力减退。他的妻子说他打呼噜特别厉害，而且很可怕，有时候呼吸会突然停止，感觉憋了半天，呼噜声才重新响起。其舌体胖，苔白腻，脉滑。四诊合参，辨证为痰浊中阻证。给予健脾利湿、化痰开窍之汤药，嘱其药渣加温水泡脚，改变日常生活习惯。服药后，患者反馈症状明显减轻。

四、小孩为什么也会打呼噜

引起小朋友打呼噜的原因很多，常见于以下原因。

1. 腺样体和扁桃体肥大

婴幼儿及儿童咽部的淋巴组织丰富且持续生长，出现扁桃体和腺样体生理性肥大，会引起上气道狭窄，导致儿童打呼噜，张口呼吸。

2. 鼻道狭窄

宝宝的鼻道狭窄、鼻黏膜柔嫩、血管丰富，稍有刺激物刺激就会导致腺体分泌物质或黏膜肿胀，从而阻塞气道，出现打呼噜。

3. 呼吸道炎症

上呼吸道发炎、慢性鼻窦炎会使鼻黏膜充血水肿，甚则扁桃体或腺样体炎症亦会出现病理性肿大，导致鼻咽部通气受阻，睡眠时不能经鼻呼吸而张口呼吸，发出鼾声。

除此之外，肥胖和睡眠姿势不佳也是小孩打呼噜的原因。

小孩打呼噜危害很大，首先会影响睡眠，睡眠质量一旦下降，势必影响生长激素的分泌，影响儿童的生长发育。因此，发现小孩打呼噜，家长要给予足够的重视，及早就医，查明病因，积极干预。

五、如何防治打呼噜

症状较轻的患者，可以通过戒烟、减肥、有氧运动等一般方式给予预防；症状较重者，则需要找出病因，辨证施治。下面给大家介绍几种初期预防打呼噜的方法。

1. 代茶饮——山楂陈皮汤

材料：山楂 40g，陈皮 10g，红糖适量。

制法：山楂去核打碎，陈皮切碎，加入 2 碗水煎汤，水开后加入红糖，待熬至剩下 1 碗水时，温服之。

此代茶饮能起到很好的化痰止鼾作用。

2. 穴位按摩

日常可以按摩一些化湿祛痰、健脾强身的穴位，如阴陵泉、丰隆、中脘、天枢等穴位。

3. 改变生活习惯

（1）在食物的选择上，要以纯天然食物为主，尽量防止食用人工合成的食物，多食鲜蔬水果，少食肥甘厚味，忌食辛热之品，如韭菜、羊肉、鸡肉、八角茴香、丁香、胡椒等。此外，姜、葱、辣椒等也应少食，因为这些都归于辛辣之品，可以助湿生热，加重打呼噜的症状。

（2）选择软硬适中的枕头，并且枕头不要太高。睡觉的时候尽量侧卧，避免或减少仰卧，这样可以有效地减少咽喉出现阻碍的情况，有利于睡眠期间呼吸顺畅。

（3）睡觉之前不饮酒，不喝浓茶；日常要多锻炼身体，多做运动，科学控制体重。

预防脑卒中你做对了吗

冬季是心脑血管疾病，如脑卒中的高发季节。脑卒中又称中风，这与中医所说的中风不能完全等同。中医的"中风"分为中经络和中脏腑，其中的"中脏腑"才与西医学的"脑卒中"类似。

一、引起脑卒中的原因

1. 从西医学的角度看

脑卒中表现为口眼歪斜、口齿不利、昏迷、呕吐等。而造成脑卒中的危险因素有哪些呢？

（1）年龄：随着年龄的增长，中老年的血管壁会变薄，易承受不住血液对管腔的压力而破裂，发生出血性脑卒中。

（2）高血压：当血压升高时，动脉里的血流速度会加快，小动脉血管内的压力增加，小动脉只能代偿性地增厚管壁。随着时间的推移，管壁越来越厚，管腔逐渐变窄，血液流不过去就会堵住，造成病变处脑缺血。

（3）血脂高：胆固醇的升高，尤其是当低密度脂蛋白浓度升高时，这些胆固醇的小颗粒会在受损的血管壁堆积起来，堵在哪里，哪里就会形成动脉粥样硬化。在脑部的血管堆积，就会阻断对脑组织的血液供应，最后造成脑卒中。

当然，除了以上原因外，还有其他疾病也能引起脑卒中，比如心脏的疾病。

2. 从中医学的角度看

由于本病起病急、变化快的特点，与风的"善行而数变"特点相似，犹如疾风矢石击人而卒然倒地，故古人以"风"类比，名为中风。临床以突然昏仆，不省人事，半身不遂，口舌歪斜，言语不利，偏身麻木为主要表现。

中风的风，分为"内风"和"外风"，既有自然界的"外风"，也有脏腑虚弱而产生的"内风"。

中风病的发生是由正气不足，风邪入中所导致。《素问·风论》曰："风中五脏六腑……则为脑风。"此处的风，就是虚邪贼风等病邪，脑风即中风。

汉代张仲景首先提出"中风"之名，指出："浮者血虚，络脉空虚……正气引邪，喎僻不遂"（《金匮要略·中风历节》）。可见"中风病"乃血虚复受风邪，导致津血不能充养肢体所致。此外，中风好发生于冬季，冬季多寒，容易损伤人体阳气；寒性收引，容易导致血脉淤堵，脏腑经络肢节失用。

总之，引发中风的主要因素在于患者平素气血亏虚，加以忧思恼怒，或饮酒饱食，或房室劳累，或外邪侵袭等诱因，正所谓"邪之所凑，其气必虚"（《素问·评热病论》），即"内虚邪中"。

二、卒中前的身体征兆

1. 没有原因的失眠

如果您持续较长一段时间存在没有原因的失眠，没有生病，也没有值得自己操心或烦心的事情，那么就需要注意了。

是什么原因引起失眠的呢？是因你的血虚了，血不够了，内虚容易邪中。此时与三脏（心、肝、脾）的功能状态有关。肝藏魂，心藏神，血虚则心肝就无血滋养，就无法藏"神、魂"，就会神游睡不好。脾藏意，且脾胃为气血生化之源，脾胃化生气血能力减弱会导致血虚，"意"就容易不守，所以有的人躺下后睡不着觉，脑子里很多东西就会不自主地跑出来。这就说明你处于气血两虚的状态之下了。

2. 头部眩晕

从中医学的角度讲，中风多由贼风或内虚所导致，所以当出现头部眩晕时，须警惕。

3. 手指尖发麻

脑卒中发作的人，手指尖会发麻，尤其是前三个手指。如果上了年纪的中老年人突然出现手指发麻，甚至半个或整个手发麻，就需及时就医。

三、中医"治未病"防中风

1. 生活调养

生活要形成规律，养成良好的生活习惯；冬春季节气温较低，起居应注意保暖，着衣适当，规避风寒，避免汗出当风。工作学习不要过于劳累，劳逸结合。尤其在当前社会工作压力巨大的情况下，应该注意精神的调摄，缓解压力。

2. 代茶饮

由于中风患者多处于气血两虚状态下，因此，平时可以服用一些中药来补气血。如代茶饮：

组成：黄芪、藏红花、当归、川芎。

用法：每一样中药抓一把用开水泡，当茶喝。

功效：活血化瘀，补血养血。

总之，正如《金匮要略》所云："若人能养慎，不令邪风干忤经络。"预防脑卒中，只有遵循自然界四季、昼夜阴阳变化的规律，调节生活起居，保持人体阳气充沛，不妄作劳，坚持锻炼，才能使气血畅通，"腠理以密，如是则骨气以精，谨道如法，长有天命"（《素问·六节藏象论》）。

3. 马王堆导引术——挽弓式

（1）准备工作：左脚旁开半步，两手内旋平举于胸前；双手往旁边打开，慢吸气；双手往中间合，慢呼气。

（2）挽弓式：右脚内收，左脚外展，重心往前移，后脚跟离地。左手向前伸，右手向后拉，髋部右顶。同时收下巴，吸气。左脚内收，打开双手呼气，把右脚收回。摆头看左手同时吸气，屈膝下蹲呼气，停住两秒，回正。两手在一条直线上。挽弓式建议在白天进行，左右为1遍，每天20遍。

贰 胸 部

肺健康的中医标准

中医所认知的肺，不止有呼吸的功能，还发挥着宣发肃降的作用。故此，肺出现问题，不一定仅表现为咳嗽、气喘等肺部症状。那么如何才能得知你的肺是否健康呢？我们从中医的角度来看看！

一、肺的功能

1. 肺主气，司呼吸

一是主一身之气，对全身气的升降出入运动进行调节。如脾胃运化的水谷精气上输于肺，经肺的作用进而布散全身各处。

二是主呼吸之气，即司呼吸（肺的呼吸功能），肺吸入清气，呼出浊气，实现气体的交换。

肺井然有序的呼吸运动离不开肺的宣发与肃降作用。

2. 肺的运转机制：宣发和肃降

宣发指的是向上生发与向外布散的作用，而肃降就是向下向内通降及清洁呼吸道的作用。

典型病例：慢性阻塞性肺疾病（简称慢阻肺）5 年

某患者慢阻肺 5 年，找我诊治。四诊得知头昏沉不清，眼困，胸闷心慌，气短，心烦，口干口苦，咽部有痰，白痰，脘腹胀满堵闷，夜尿多，易饥，大便次数多、量不大而黏腻，舌暗红，苔花剥，脉弦滑。这是典型的肺部病变，因肺失宣发肃降，久病痰湿停滞于肺中，清阳不升，而致头昏沉不清，咽喉有痰。予以汤药治疗，服药后症状得到明显的减轻，经 5 次治疗后症状消失。

3. 肺主行水，为"水之上源"

肺为水之上源，对体内的津液代谢起着重要调节作用，即肺主行水。

典型病例：

（1）咳嗽发热发展成胸腔积液：曾有一个患者咳嗽伴有发热，自行购药治疗，但没有缓解，反而胸部开始疼痛，呼吸时疼痛加重。去医院检查，发现胸腔有积液。这是因为"肺主行水"异常，导致局部水液的停聚。

（2）面部浮肿，从"肺"而治：夏季某患者睡醒后，发现面部异常浮肿，遂来找我诊治。触之面部皮肤有紧绷感，呼吸急促，额上却无汗。这是面部水肿，属腰以上肿，当发汗，开鬼门（鬼门即汗孔），于是在头部、大肠经、肺经进行刮痧治疗，水肿就消失了。这是因为"肺主皮毛"，可使水液从皮毛而出。

4. 肺为"宰相"，主治节

《素问·灵兰秘典论》有云："肺者，相傅之官，治节出焉。"意思是指肺具有治理调节全身气血津液及各脏腑组织生理功能的作用。

心肺同居上焦，肺主气，心主血脉，肺气的推动与调节更有助于血的运行。肺有问题时，会影响血运。生活中会发现，很多肺病的患者，会出现面白、心悸、口唇发紫等症状。

二、哪些疾病与肺有关

1. 皮肤病

肺在体合皮、其华在毛，是指皮毛（人体皮肤、汗腺、毫毛等组织）与肺有关。肺功能不好的人，皮肤容易干燥、粗糙、黯淡无光、起皮屑、毛孔粗大、面容憔悴等。痤疮、酒糟鼻或毛囊炎等都与肺的异常有一定关系。

2. 鼻部疾病

《灵枢·脉度》云："肺气通于鼻，肺和则鼻能知臭香矣。"意思是指肺脏与鼻窍相通，肺的功能正常，鼻子才能辨别香臭等气味。

肺开窍于鼻，肺的功能正常则鼻窍通利，嗅觉灵敏；功能异常，肺失宣发肃降，就会引发感冒、咳嗽、鼻炎等，出现鼻塞症状。

3.大肠疾病

中医认为，肺与大肠是表里相合的关系，是相互影响的。肺气肃降有助于大肠传导糟粕下行，大肠传导糟粕下行亦有利于肺气的肃降。若肺或大肠功能异常，排便功能或呼吸运动都会受到影响。

当然，还有很多疾病，例如耳聋、糖尿病、失眠、肌萎缩等，都与肺有一定的关系。

三、如何养肺

1.肺司呼吸，呼吸养肺

在空气新鲜的地方，进行呼吸锻炼，保持心情平和，自然吸气，呼气柔细而又深长，呼出浊气，锻炼 5 ～ 10 分钟即可。

2.肺为娇脏，水液养肺

肺叶娇嫩，不耐寒热，需要水液来滋润它。每天保证 8 ～ 10 杯水，气候干燥时，可以适当增加饮水或空气加湿。

生活中，我们还可以喝汤水来进行养肺，如炖雪梨、炖白萝卜等。推荐梨 1 个（去核），山楂 4 ～ 5 个，白萝卜一小根，煮水代茶饮，不加糖，不仅能养肺，还能促进肠道排便。

3.肺志为悲（忧），以笑养肺

中医认为，肺的情志为悲（忧）。一般短暂的悲忧不会致病，但是过度悲哀或过度忧伤，则会伤肺。临床中，肺气虚的人易于产生悲忧的情绪。

火（心）克金（肺），喜属心，则喜克悲（忧），中医有"常笑宣肺"一说。研究也表明，人在笑中还会不自觉地进行深呼吸运动。

最后，一定要保持大便的通畅，因肺与大肠相表里，大便畅，肺气才能更好地肃降。

四、养肺经络保健——敲肺经

上身挺直，手握空拳，从胸膛与肩膀之间的区域开始敲打，从胸到肩，再从上往下敲打胳膊，最后到手腕处进行反向敲打（图19）。

每天进行5分钟，力度让肩部感觉到轻微震动为最佳。

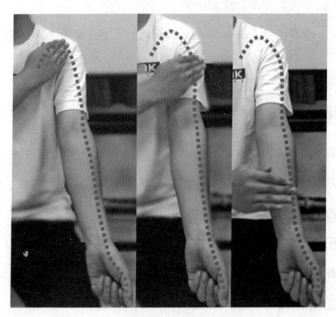

图19　敲肺经

心脏功能如何判定

情景再现：

某患者自觉胸闷心悸，去医院进行检查，心电图及心脏彩超都无异常，其他检查结果也并未发现异常，因此就未放在心上。虽然检查没有异常，但是有不舒服的症状，那他的心脏究竟有没有问题呢？

中医依靠望、闻、问、切四诊，就可知人体内脏腑的变化情况。

一、由"脉"知心

《灵枢·决气》云："壅遏营气，令无所避，是谓脉。"意思是可以约束营血，使其不外溢的通道就是脉。

中医认为，心主血脉，血脉直连于心，犹如地下水管道，遍布全身，对五脏六腑、形体官窍进行濡养。心气推动和调控血液在脉道中运行，是血液运行的主要动力。在心气的作用下，心脏一缩一张有节律地跳动，形成脉搏。正常人心气充沛，脉象节律均匀，和缓有力。

典型病例：心悸，胸闷，脉结代

某患者心慌、呼吸短促，活动后会加重，还伴有眩晕、四肢乏力、面白、舌质淡，这是一个典型气血亏虚、血不养心的患者，他的脉象时有间歇，止有定数。还有一个患者面颊发红，胸闷气短，口唇发暗，右胸刺痛，纳食尚可，舌暗红，苔白，舌下络脉瘀血重，脉象为时有间歇，止无定数，其是因邪气阻滞脉络所致。这两个患者的脉象都被称为结代脉，这些都是心脏功能异常的表现。

二、看"神"知心

《素问·灵兰秘典论》云："心者，君主之官，神明出焉。"意思是心就相当于"君主"，人的精神意识、思维活动都来自心。心主神志功能正常，则精神振奋，思维清晰，反应敏捷。心主神志功能异常，则精神活动或意识思维异常，可表现为少寐多梦、失眠、神志不宁、精神萎靡或者兴奋、胡言乱语、神志昏迷等症状。

典型病例：范进中举失心疯

从前有个叫范进的人，50多岁仍参加科举考试，最后得知自己中举后，高兴到极点，突然跌倒，牙关紧闭，不省人事。被人救醒后，也和疯子一样，乱跑乱叫。这是因为过度高兴，心主神志的功能异常而引发的，神智涣散则出现昏迷及苏醒后乱跑乱叫的状态。

心主神志，还包括对整个人体生命活动的主宰。临床当中有不少心脏有问题的人也会出现对什么都不感兴趣，这也是心主神志异常的表现！心有"神"，还表现为目光有神，言语应答自如，肢体运动灵活等。

三、由"面"知心

中医认为，心"其华在面"。意思是说，心的精气盛衰及其生理功能正常与否，可以显露于面部的色泽。

心气旺盛，血脉充盈，则面部红润而有光泽；心气不足，心血亏虚，则可表现为面白，甚则晦暗；心火过于旺盛或心中有邪热，则表现为面色红赤、脉搏加快。

四、由"舌"知心

中医认为，心开窍于舌，《灵枢·脉度》云："心气通于舌，心和则舌能知五味矣。"意思是说，心气与舌相通，心的功能正常，舌头才能辨别出各种滋味。

舌体血脉丰富，舌色能灵敏地反映心主血脉的功能，如心血瘀阻，可见舌紫或有瘀斑。舌体的灵活度能反映出心主神志的功能。心主神志功能失常，则可以表现为舌头僵硬、说话不流利或者不能说话。

另外当心火亢盛时，舌尖上就会有明显的红点；若热毒上攻于舌，则会发生疮疡。

五、由"四肢"知心

中医认为，四肢冰凉是阳气不足的表现，而心为阳脏，五行属火，就像太阳一样，为阳气之主，有温煦全身的作用。《血证论》云："心为火脏，烛照万物。"故心功能有问题也可表现为四肢冰凉、畏寒。

综上所述，从脉、神、面、舌、四肢等方面可以知晓心的功能。但中医判断心功能并不是根据单一的症状，而是要四诊合参。

六、中医养心小常识

1. 养心食疗

中医讲"红色入心"，常吃红色食物有助于养心，如西红柿、红枣、樱桃、胡萝卜等。

2. 山楂薏米养心粥

山楂 25g，薏苡仁 50g，粳米 100g，煮成稠粥。

3. 养心按摩

揉按少府穴、内关穴、郄门穴。每侧按揉 30 次，力度不可过大，局部酸胀即可。

咳嗽咳痰怎么办

咳嗽是日常生活中的常见症状之一，咳嗽严重的话还会出现胸痛、进食困难等症状。造成咳嗽的原因是复杂的，只有知道是哪种证型的咳嗽，才能对症下药。

一、你认识"咳嗽"吗

咳嗽本身是一种机体的正常反射活动，例如呛水后的咳嗽。中医认为，咳嗽是人体内的正气感受到外来邪气（或者异物），并欲将其排出体外的一种表现。

《素问·咳论》中提出咳嗽的病因为"五脏六腑皆令人咳，非独肺也"，说明不仅只有肺，五脏六腑功能异常都可以引起咳嗽。

例如某患儿因贪凉吃冰棍导致剧烈的干咳，是过食寒凉伤了脾胃，母病及子，导致肺气上逆所致。故此，日常生活中要注意小儿不要过度贪凉，以免损伤脾胃，从而引发疾病。

二、咳出的痰从何而来

《证治汇补·痰证》中提出："脾为生痰之源，肺为贮痰之器。"说明痰由脾生，肺只是贮存痰的容器。

脾主运化，脾的功能受损，导致脾失健运，水液运化输布失常，水湿停聚而生痰。例如有的人咳痰会出现在饭后，就是因脾虚无法运化水液所致。

"肺为贮痰之器"，肺失宣降会导致津液停聚于肺而生痰。肺为娇脏，最易受外感病邪侵袭，例如感冒会出现咳嗽痰多。

三、常见的咳嗽

1. 咳嗽咯白痰

咳声重浊，痰白而清稀，属寒性咳嗽。但有的患者仅咳嗽，没有咳痰，而是伴有鼻塞、鼻流清涕、苔薄白等症状，也属寒性咳嗽，是因外感寒邪侵袭肺所致。

专家支招：

此类咳嗽可服用红糖姜水等温阳散寒的药物进行治疗。

2. 咳嗽咯黄痰

咳嗽有痰，痰黄黏稠有块，不易咳出，属热性咳嗽。有的患者仅咳嗽，没有咳痰，而是伴有恶风、身热、口渴、舌苔黄腻等症状，也属热性咳嗽。这是因热邪犯肺，耗伤津液所致。

专家支招：

此类咳嗽可服用清热化痰药物。伴有大便不通者，可服用通腹泄热的药物因为肺与大肠相表里泄大肠可以减轻肺的负担，使肺气得降，咳嗽立减，或者采用拔罐、刮痧法。因这两种均为泻法，可泻热。使用拔罐法时，建议隔日一次，每次拔 5～10 分钟，以防时间过长而起疱；刮痧法以皮肤紫红为度，不可过度，以免损伤皮肤。

3. 干咳

干咳无痰或少痰而黏属燥咳。有的患者仅咳嗽，伴有咽喉干痛、唇干口燥、舌红、光滑无苔等症状，也属燥咳。这是因燥邪伤肺，灼伤津液，或因久病耗伤肺中阴液所造成津液亏虚而咳嗽。

专家支招：

此类咳嗽可采用养阴润肺之品，例如党参、麦冬、五味子等煮水代茶饮。

4. 咳嗽痰多

咳嗽有痰，咳痰量多易咳出者，属痰湿咳嗽。有的患者仅咳嗽，没有咳痰症状，而是伴有体倦、纳呆、腹胀、舌苔白腻、边缘有齿痕等症状，也属痰湿咳嗽。这是因脾失健运，无法运化水湿，停聚而生痰所致。

专家支招：

此类可服用一些山药、山楂、红豆薏米粥等健脾的食物。若咳痰量较多时，要及早就医治疗，以免延误病情。

5. 夜间咳嗽

一是因寒气入侵，例如有的患者夜间咳嗽厉害，白天咳嗽明显减少，就是因夜晚温度低，寒气侵袭人体所致。

二是因体内有水饮，最典型症状为咳嗽躺下重、坐时轻，因水是往低处流的，坐着症状不明显，一旦躺下，身体与水饮处于同一水平线，水饮会上攻咽喉引起剧烈咳嗽。

此外，痰中带血或咯血，并伴有骨蒸、盗汗（夜间汗出）等症，疑似肺痨（即肺结核）、肺癌，应及时就诊。

专家支招：

一般情况下，要注意前后心保暖，或者配合艾灸。"病痰饮者当以温药和之"，灸一下后背，可起到驱寒散饮之功。必要时，则需要去医院正规诊治。

四、治疗咳嗽小妙招

1. 食疗

梨、百合等具有养阴润肺之功，可取梨 1 个，百合 10g，熬粥或煮水喝；因肺与大肠相表里，一定要保持大肠的通畅，可用梨、山楂、白萝卜熬水喝，具有润肺、消食、顺气之功。如果咳痰量多，梨减量，山楂、白萝卜多放一些。

2. 隔蒜灸

治疗久咳，可采用隔蒜灸。中医认为，白色入肺，而蒜是白色的。把舌头往外伸，将蒜片放在舌上，蒜片厚度约为一块钱硬币，艾炷宜小，以免烧伤。此疗法最好在医生指导下进行。

3. 三伏贴

治疗慢性咽炎或者咳嗽有痰无声的慢性肺部疾病疗效较好。三伏贴药物都是辛辣之品，属阳，借助三伏天（一年中最热、也是阳气最旺）的特殊时节，能够把体内停留的痰湿、水饮等阴邪排出体外。具体治疗应在医生的指导下进行。

咳嗽的病因是复杂多样的，不同的病因造成的症状也有所不同。根据咳声和痰的量、色、质及咳痰的难易程度来判断，辨证施治，不可胡乱使用消炎、止咳药，以免失治误治。

中医辨证讲"胸闷"

患者疑问："高老师，我这几天感觉胸部憋得慌、闷闷的，喘气有点费劲，喘气的时候感觉胃这里堵着似的。您说我这是怎么回事？是不是胃的问题？"

胸闷可见于很多疾病，中医如何辨"胸闷"？

中医认为，胸是阳气汇聚之所，胸闷是由多种因素导致气机不畅所引发。从

脏腑而论，胸闷主要与心、肺二脏有关，但也与肝、脾胃等脏腑有联系。（图20）

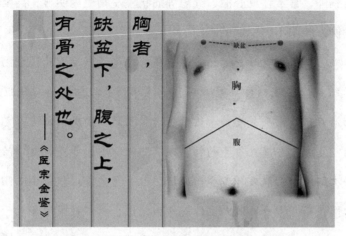

图20 《医宗金鉴》条文及胸腹部位示意图

一、与肺相关的胸闷

肺主一身之气，外邪犯肺，肺脏受损，导致肺失宣降，气机不畅，则引起胸闷不适。若肺脏本身虚弱，失于宣降，亦可引起胸闷不适。此类胸闷常见于感冒、咳嗽等肺系疾病，常伴有咳嗽、气喘的表现。

典型病例：痰湿壅肺引起的胸闷

某52岁男性患者，胸闷不适，伴有轻微的咳嗽、少量白色清稀痰。在田里耕作时，胸闷不适加重，咳嗽气急，不能平卧，遂去医院就诊。检查发现，双下肺炎性反应，给予消炎和化痰治疗。服药1周后，胸闷不适未见缓解，于是找我诊治。现症见胸闷不适，咳嗽，咳痰，痰白量多，舌苔白腻，脉濡缓。四诊合参后，得出胸闷是因痰湿壅肺所引起，予以针灸治疗，片刻后胸闷症状缓解，嘱其在家揉按膻中、肺俞等穴，开7剂方药。服药后患者反馈，症状完全消失。

二、与心相关的胸闷

心为阳脏，就像太阳，为阳气之主。胸中阳气主要为心所管，若心功能变差或痰湿蒙蔽心窍等都可导致胸阳不振，引起胸闷不适，多见于现代医学的心血管疾病，如心绞痛、心肌缺血等。

这一类胸闷，常常伴见心慌、气短等症状，左胸更为明显，甚至伴有胸痛。

典型病例：胸阳不振引起的胸闷

某冠心病、心绞痛女性患者，自述5年前每逢劳累后就出现胸闷、心慌等症状，休息后缓解，医院确诊为冠心病、心绞痛，多次住院治疗及服用复方丹参滴丸等药物治疗，病情反复发作。近日患者劳累后出现胸闷加重，尤以左胸感觉更重，服用"复方丹参滴丸"等药物，未有明显缓解，于是找我诊治。四诊后发现，患者每次胸闷、心慌发作都会出冷汗，且手足欠温。这是由心阳不足所引起的胸闷、心慌，而复方丹参滴丸主治气滞血瘀证，所以效果不显。于是予以益气温阳汤药治疗，服药后症状好转，又服两次方药调理体质。之后反馈，胸闷心慌未再复发。

三、与肝有关的胸闷

肝主疏泄，可以调畅全身气机。肝引起的胸闷常与情绪有关，例如生气，尤其是生闷气，最容易影响气机；还有心情抑郁，郁则肝气不舒，气机不得畅达，引起胸闷。

此类患者常常伴有喜叹息、胸部两侧胀痛、易烦易怒等症状，此类相当于现代医学中功能性胸闷。胸闷较轻者，有时自我调适，即可痊愈。

典型病例：情绪抑郁所致胸闷

某女性患者胸闷不适来我处就诊，其自述半年前与丈夫吵架后出现胸闷不适、心慌、失眠，去医院检查也未发现异常，服用药物也未有效果。其家属补充说，患者从半年前开始情绪低落，还经常于夜晚无缘由哭泣。四诊合参后，得出患者胸闷不舒是由肝郁气结所引起的，于是选膻中、期门等穴施以针灸治疗，胸闷即刻缓解，心情也有所改变，并予以汤药治疗疏肝解郁，嘱其常出门走走，保持心情舒畅。患者后来反馈，胸闷不适等症状消失后，整个人也变得开朗了。

当然，除了以上原因外，胸闷不舒还可能是脾胃功能异常所引起。如胃气上逆，也会引起胸中气机不畅，常伴有恶心、呕吐、腹胀等胃气上逆的症状。

需要提醒大家的是，胸闷还可能是某些突发疾病的病前征兆，如心肌梗死。若出现胸闷症状，须及时去医院就诊，辨明病因，进行治疗。

四、胸闷防治小妙招

1. 按揉腧穴

按揉内关、膻中、章门、期门等穴位，每穴 2～3 分钟，保持自然呼吸，缓慢揉按，以酸胀为度。

2. 虚掌拍前胸

虚掌轻轻拍打胸部，约 2 分钟。拍打时，保持自然呼吸，不要屏气。

3. 摩侧胸

一手紧贴另一侧侧胸，自上而下进行缓缓摩动，皮肤感觉温热即可。

中医谈谈"高血压"

近年来，有关专家研究发现我国七成以上的成年人处于高血压的威胁之中。其中每 4 个成人中就有 1 人患有高血压（血压超过 140/90mmHg），每 2 个成人中就有 1 人处于高血压前期（120～139）/（80～89）mmHg，也就是高血压"预备军"。如果血压过高不加以控制，会增加心血管壁的负担，最终引起冠心病、脑梗死等疾病，长期不治疗，甚至会危及生命。那么中医又是如何认识"高血压"的呢？

一、中医认为"血压"是什么

中医认为，"血压"主要是心气推动血的运行所产生的，与全身气血阴阳及脏腑功能活动都有关。

《中藏经》曰："阳始于子前，末于午后；阴始于午后，末于子前。阴阳盛衰，各有时，更始更末，无有休止。"

正常的 24 小时血压波动正是因气血阴阳的变化，而呈双峰一谷、昼高夜低的杓型曲线。其中第一峰在 8：00 ～ 10：00（卯、辰时），此时阳气渐盛至极；第二峰则在 16：00 ～ 18：00（申、酉时），此时阳有所衰减而阴有所增长；到了晚上 0：00 ～ 2：00（子、丑时），阴气至盛而衰，阳气由衰渐盛，但阴更胜一筹，故出现低谷。

二、"血压高"是身体的正常反应，又是警报

"血压高"有时是人体自身功能调节的正常反应，例如人运动或饮食后血压会升高，还有感冒发热时，人的心率加快，血压也会有所升高。

因此，血压稍高出正常值，身体却没有什么不适的话，可以不用吃药。但是，血压增高也是人体异常所发出的警报。（表 1）

表 1　高血压分级

类别	收缩压（mmHg）	舒张压（mmHg）
正常血压	<120	<80
正常高值	120 ～ 139	80 ～ 89
高血压	≥ 140	≥ 90
1 级高血压（轻度）	140 ～ 159	90 ～ 99
2 级高血压（中度）	160 ～ 179	100 ～ 109
3 级高血压（重度）	≥ 180	≥ 110

血压由高压（收缩压）和低压（舒张压）组成。笔者认为，高压高与心有关，心主血脉，将血液供应至脏腑形体百骸，心气的充沛、血液的充盈、脉管的通利这些因素都会造成血压的变动。而低压高与肾有关，肾主水的功能异常，体内水液代谢异常，水湿渗注于血脉，形成痰瘀互结的局面，造成脉管通利受阻，血压异常。另外，高血压还与肝的疏泄、脾的运化等有关。所以血压高在我看来只是一个表象，五脏的不调和才是本质所在，但是和心肾关系最为密切。

生活中，我们服用降压药的主要作用机制是抑制心脏活动，从而达到控制血压的作用，但这样只治标而不治本，长期服用还会影响心脏功能，形成高心病，

甚至出现肾功能损害。心肾功能未复，血压才居高不下，进而出现频繁换药的情况。而中医则是根据不同病因引起的高血压，实施针对性的治疗。

典型病例：高血压居高不下，服降压药效果不佳

曾有一名高血压患者，在饮食、睡眠等方面都非常注意，可血压还是居高不下，服用降压药效果也不佳，于是来我处就诊。患者诉左胸经常憋闷，心慌。四诊还发现，其四肢欠温、舌苔白而腻等症状。我分析是因心阳不足，心脉运行受阻，无以化气行水，水湿停聚所致。给予温阳利水汤药，服药后患者反馈血压平稳，心慌憋闷等症状也完全消失。（图 21）

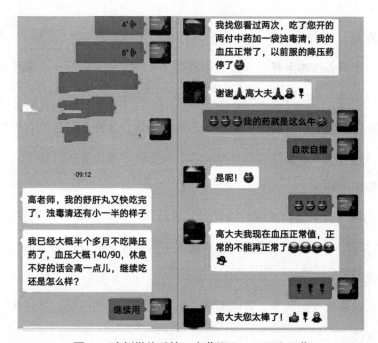

图 21　病例微信反馈：中药调理，无须降压药

三、这五类人易患高血压

1. 年龄大的人

随着年龄的增长，高血压发病率也随之升高。中医认为，人的年龄逐渐增大，元气衰减，脏腑功能衰退，尤其是肾元的亏虚，故易出现高血压。但是，如今的年轻人不爱惜身体，过度耗伤身体，导致脏腑功能减弱，也易患有高血压。

专家支招：

（1）菊花、山药、枸杞子泡水代茶饮。

（2）食用核桃仁、黑芝麻等滋补肝肾之物。

（3）增加运动，打太极拳、八段锦等，多练习腹式呼吸。

（4）按揉足底涌泉穴，2～3分钟。

2. 情绪易激动、脾气暴躁、精神压力大的人

长期处于高压状态，情绪极易激动，脾气暴躁，容易罹患高血压。此类人群肝主疏泄的功能失常，怒则气上，引起血压升高，即使患高血压也多属于肝阳上亢型。

专家支招：

（1）学会调养情志和释放压力，保持心平气和，适当地听一些舒缓的音乐来放松；运动养性，如多练习太极拳、八段锦等颐养身心。

（2）天麻、决明子、钩藤、枸杞子泡水代茶饮，具有平肝息风降压的作用。

（3）按揉太冲穴，太冲穴为肝经要穴，具有疏肝理气降压的作用。

3. 体型肥胖的人

肥胖不但可以引起高血压，而且也易导致冠心病、胆囊炎、关节炎等疾病。中医认为，"胖人多痰湿"，这类人患高血压多属痰湿中阻型。

专家支招：

（1）关键在于控制饮食，少吃油腻、寒凉之物，多吃粗粮，多运动，改变饮食及生活习惯。

（2）按揉中脘穴、丰隆穴，每穴2～3分钟。

4. 不良生活习惯的人

不良生活习惯也是易患高血压的主要因素之一。例如过食辛辣油腻之物，过量饮酒，偏嗜咸味，暴饮暴食，或睡觉不规律，昼夜颠倒，或过度安逸等。

专家支招：

（1）饮食有节。如忌酒，清淡饮食，荤素搭配均衡，严格控制食盐摄入量，少食咸菜、腌肉、烧烤、火锅。

（2）起居有常。应睡子午觉，晚上 11 时前睡觉，中午小憩。

（3）劳逸结合。休息与工作都不能过度，只有劳逸结合，身体才会健康。

5. 患有其他疾病的人

临床中，有一些疾病也会导致高血压，如高脂血症、糖尿病、慢性肾炎、肾动脉狭窄、肾结石等。只要找出病因，对症下药，高血压也就能改善。

此外还有很多人在说高血压是遗传造成的，从中医角度来说更多的是不良生活方式（衣食住行）的遗传。

四、"血压高"防治小妙招

1. 按摩天柱穴

双手拇指放在两侧天柱穴上轻轻按压，以酸胀感为度，重复按压 2 ～ 3 分钟。

2. 敲击涌泉穴

握掌成拳，用弯曲的小指侧有节奏地敲击涌泉穴，3 分钟即可。另外，我们也可以借助工具去按摩足部，如鹅卵石或指压板。

最后，服用中药调理高血压期间，西药最初不能立刻停，当用则用。在治疗的过程中，若症状和体征都消失，就不能纯靠西药控制，可以开始用中药代替西药，西药慢慢减量，甚至能够达到完全不吃药、依靠自身就能控制血压的状态。当然，具体药物的使用需咨询医生。

糖尿病不可怕，可怕的是并发症

我总结的糖尿病病因方歌：

饮食不节，情失调，

素体阴虚，加房劳。

"饮食不节"即饮食不知节制，过食肥甘厚腻辛辣之品影响脾胃功能，造成痰浊内生，阻滞经络；"情失调"即长期或强烈的情志因素导致肝失疏泄；"素体阴虚"即患者具有阴虚体质；"加房劳"即劳欲太过，肾精亏损。

糖尿病又被叫作"富贵病"。如果不及时控制血糖，随着疾病的进展，就会出现糖尿病并发症，严重的会影响生活质量，甚至危及生命。

一、中医如何认识糖尿病

中医并没有"糖尿病"这个病名，但根据症状可归属"消渴"的范畴，分为上消、中消、下消。

1. 上消——口渴多饮

渴饮千杯不能解渴。这主要和肺有关，肺有敷布津液的功能，当肺脏受损时，津液不能布散就会造成口渴多饮。

2. 中消——多食善饥

饭食百碗不能解饥。这主要和脾胃有关，胃主受纳腐熟水谷，脾主运化，当燥热伤脾胃时，就会造成脾胃功能亢进，导致多食善饥。

3. 下消——尿多味甜

下消主要和肾相关，肾司二便，当肾阴亏虚时，造成虚火内生，开阖固摄失权，导致水谷精微随小便排出体外，所以会尿多味甜，甚则男性功能丧失。

所以，中医治疗糖尿病不只是降糖那么简单，而是根据患者的不同病理状态进行辨证施治。除了要定病位，还要判断机体的状态，是痰湿瘀血堆积过多，还是脏腑功能虚损，如此才好对症下药。

二、可怕的糖尿病并发症

糖尿病不可怕，可怕的是其"并发症"，这是"糖友"们最担心的。中医认为糖尿病并发症的形成关键是痰湿与瘀血，两者形成痰瘀互结的病理状态，瘀结在哪个脏器组织，就会引起哪个脏器组织的病变。

1. 糖尿病足

当痰瘀结于腿部和足部，发生肿胀，皮肤呈紫色，日久足部感染、溃烂，久不愈合，严重者会面临截肢，这就是糖尿病足。中医主要是采用化痰除湿、活血化瘀的方法来预防糖尿病足，如已出现溃烂，则需中医外科伤药外敷。

2. 糖尿病肾病

糖尿病肾病以尿中泡沫增多为主要表现。当痰瘀结于肾脏时，肾元受损，气化不行，导致浊毒内生，浊毒会进一步损伤肾元。治疗多化浊解毒，祛痰逐瘀。倘若糖尿病肾病不及时治疗，任其发展会变成尿毒症，此时就只能通过透析或肾移植来维持生命。

3. 糖尿病眼部并发症

痰瘀结于眼部，使血行不畅，脉络瘀堵，眼部得不到气血的濡养，日积月累就会产生病变，严重者可以致盲。但如果能及时发现并且获得规范的治疗，多数可以摆脱失明的危险。

临床中还会发生更为凶险的急性并发症，如糖尿病酮症酸中毒。这么多的并发症，归根到底还是由痰湿与瘀血互结导致的，所以在病情平稳阶段应注重祛痰逐瘀，调理脏腑功能，从根源上遏制疾病的发展。

三、以下几类人群，请多多关心自己的血糖

1. 生活方式不健康的人

过多摄入高热量、高糖分食物，比如油炸食品、奶茶、蛋糕等，而且缺乏运动，很容易导致肥胖，还会降低胰岛素敏感性，引发糖尿病。

2. 有糖尿病家族史的人

父母、子女或兄弟姐妹中有患糖尿病者，更加需要关注自己的生活方式是否有问题。

3. 肥胖

2型糖尿病发生的危险性与肥胖呈正相关，肥胖的时间越长、体重越

重，患糖尿病的危险性就越高，尤其是腹型肥胖（男性腰围≥90cm，女性腰围≥80cm）患 2 型糖尿病的危险性更大。

4. 年龄 40 岁以上

随着年龄的增长，身体机能下降，对体内垃圾的代谢能力变差，患糖尿病的概率也随之增大。

此外，还有妊娠期糖尿病患者或有巨大胎儿分娩史的妇女也应关注自己的血糖。

四、糖尿病的"遗传"能避免吗

中医认为，糖尿病等慢性病确实有"遗传"，但不仅仅是 DNA 的遗传，更多的是生活习惯的遗传。接下来从糖尿病的致病因素谈如何避免：

1. 饮食不节

要规律三餐，定时定量，荤素搭配，粗细搭配。

有的父母喜欢吃甜食、肉类、油炸等食品，所以自己做饭时就会常做，孩子跟随父母，其饮食习惯必定会受影响。父母这种不健康饮食习惯的传递，增加了下一代人患糖尿病的概率。

2. 情志失调

保持心情愉悦，不大喜大悲，保持平和心态。睡眠和休息的时间要充足，千万不要过度焦躁或者激动。若有严重烦躁易怒情况，可常吃疏肝丸以疏肝理气。

3. 素体阴虚

阴虚主要是指人体津液亏损，机体失去相应的滋养，出现喝水多而不止渴的症状。中药中有好多生津的药，可以将体内的水加满，从而改变身体的内环境，最终达到预防和治疗糖尿病的目的，并且效果杠杠的！（图 22）

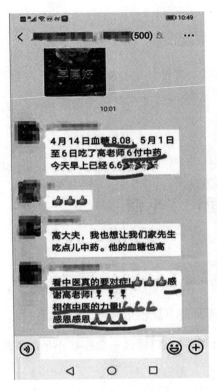

糖尿病病史15年、高血压、双下肢动脉硬化闭塞、介入术后、雷诺综合征、膝关节积液的患者，经过高绍芳教授治疗2次，反馈如下：

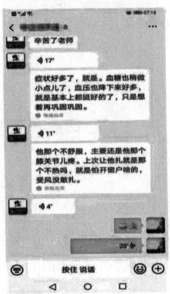

图22 病例微信反馈

4. 房劳

任何事过犹而不及，行房要有度，即不能恣其情欲，漫无节制。《备急千金要方》中指出："人年二十者，四日一泄；三十者，八日一泄……六十者，闭精不泄，若体力犹壮者，一月一泄。"如已有症状，可常艾灸关元、气海、中极、太溪等穴。

总之，"管住嘴、迈开腿"才是避免造成糖尿病及其并发症的关键。

专家支招：

（1）山药小麦粥

食用方法：怀山药60g，小麦60g，粳米30g，加水适量，武火煮沸后，文火煮至小麦软烂即可。

功用：能起到养心阴、止烦渴的作用，改善糖尿病患者心烦口渴、小便频数、量多的症状。

（2）怀山黄芪茶

使用方法：怀山药 30g，黄芪 30g，煎水代茶。

功用：黄芪与怀山药同用，有益气生津、健脾补肾、降糖的功效，对糖尿病脾胃虚弱者尤为适宜。

心口疼是哪里出了毛病

患者疑问："高大夫，心口儿偶尔会疼，感觉并不强烈，一会儿就好了，感觉胃堵着似的，一直按胃病吃着药，就是不见好，您说是哪里出了问题？"

生活中，很多人都有过类似的情况，但仅凭心口疼这一个症状不足以判断到底是什么病症，需结合其他症状来综合考虑。

一、心口疼，问题出在哪里

"心口"在胸骨剑突（护心骨）下正中凹陷处，实际上是胃的位置所在，故多认为心口疼痛是胃病。

1. 心口疼是胃病

《医学正传》中云："胃之上口……与心相连，故《经》所谓胃脘当心而痛。"意思是指胃的上口与心相连，因此《黄帝内经》中说胃脘痛表现为"心口"的疼痛。

正常情况下，胃对饮食物（水谷）进行受纳腐熟，从上口进，再从下口出。

而不良的饮食习惯，或盲目地使用药物，都会造成胃功能的异常。如胃气不降，有胃胀、胃堵等表现；胃气郁滞，不通则痛，引起胃部或烧灼或胀闷或隐隐样疼痛。临床中还有因精神压力过大导致的胃部疼痛，如应激性溃疡。

胃病除了心口疼外，还会伴有其他表现，如消化不良、食少、嗳气（打嗝儿）、恶心、呕吐、反酸、口气臭等胃失和降的症状。

典型病例：高三学生压力重吃不下饭，心口疼痛

一位高三即将升学的男生，高考学习任务繁重，每天处于紧张的状态，心情压抑，某天于午餐后觉心口轻微疼痛，未引起注意，之后疼痛加重，吃不下饭，吃一点就吐，于是来就诊。四诊得知，还伴有食欲不振、精神疲乏、大便不畅等症状，是因胃气郁滞，胃失和降所引起。于中脘、内关等处扎针，并开处方药治疗。嘱其清淡饮食，学习中也要有适当的身心放松。服药后，男生心情也好了，胃口也好了，心口也不痛了。

2. 心口痛不能忽视心病

还有一种不能忽视的情况，就是心脏疾病导致的心口疼痛，多为压榨样疼痛或刺痛，可伴有胸闷、心慌、气短等症状。经常突然发病，严重者会出现唇甲青紫、病情危重的情况，甚至猝死。

特殊病例：老人心口疼痛，胃脘不适，胃药无效，疼痛加重

某男性老年患者，某天突感心口疼痛，胃脘部不适，自觉是胃病，就于药店购买胃药，治疗2个月且更换3种药物均未见好，"胃痛"也越来越严重，且伴有严重的胸闷、心慌等症状，于是来就诊。其舌苔腻、脉弦滑，四诊得知是心痛，是因痰瘀痹阻心脉所致。治疗主以祛痰化瘀通心脉，辅以和胃理气。患者服药后反馈，症状完全消失。

二、心口疼如何解决

1. 饮食习惯须改变

养成良好的饮食习惯，定时进食，瓜果蔬菜均匀搭配，五谷为主，八分饱即可。忌食生冷、肥甘油腻、辛辣刺激及过烫之物，比如冰啤酒、冰水、火锅、麻辣烫等，更不能暴饮暴食。不宜食用甘薯、大豆、蚕豆、碳酸饮料等易胀气之物，容易引起胃部胀痛。

2. 情志调节很重要

情志不舒、过度抑郁或暴怒等都会引起气机的郁滞与逆乱。平时要多做一些开心的事，比如唱唱歌，既可以排出肺部的浊气，又能加强胃肠道的消化。

专家支招：

可以揉按中脘、足三里、内关穴，每穴 2～3 分钟来进行防治，家中也可备着健胃舒心丸、健脾开胃丸等药。

若是心的问题，根据病情可于家中自备麝香保心丸、速效救心丸、复方丹参滴丸等药品。最后，切勿因心口疼症状轻微而不去治疗，或自行盲目使用药物治疗，应及时找医生辨明病因并制定相应方案来施治。另外，心口疼也可能是胆囊炎、胆结石等疾病所引起，所以一定要辨明病因。

三、心口疼防治小妙招

1. 按揉巨阙穴

按揉 2～3 分钟，以酸胀感为度。巨阙穴是心的募穴。主治胸痛、心痛、心悸等心胸部病症，还可治呃逆、呕吐。

2. 按揉鸠尾穴

按揉 2～3 分钟，以酸胀感为度。鸠尾穴主治心悸、心烦、胸闷等心胸部病症，还可治呃逆、呕吐。

3. 按摩胸腹

掌面紧贴左胸部，以巨阙穴为中心，进行顺时针的按摩，按摩 30 次即可，动作要缓慢柔和。（图 23）

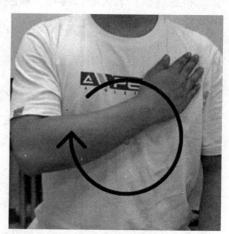

图 23　按摩胸腹

失眠怎么办

有研究表明，我国失眠的发病率正在逐年攀升，多数患者需依靠药物入眠，如安定、利安宁等安眠药，但长期服用会出现头晕、疲倦、震颤、幻觉等不良反

应，还会产生依赖性。那从中医的角度如何应对失眠呢？

一、人为什么会睡觉

中医认为，睡觉与阴阳相关。人体阴阳，阳在外，阴在内。清晨太阳升起，人体内的阳气随自然界阳气的生发而运行于体表，则醒而劳作；中午太阳高悬，人体阳气达到峰值；黄昏阳气渐消，入夜阳气潜藏于内，阳入于阴，则夜而能寐。古人讲究"日出而作，日落而息"，正是基于"法于阴阳，和于术数"的养生理念。

二、失眠入睡难，多是心病

生活中，有很多患者表示有入睡困难，甚至彻夜未眠，这大多是心病。若心火旺或肾水不足无以制心火，心神就无法内藏，导致失眠。心火旺者，还可伴有胸闷、心慌、心痛、躁扰不宁等症状；肾水不足无以制心火，即心肾不交，常伴有潮热盗汗、腰膝酸软等症状。

专家支招：

（1）莲子心泡水代茶饮或煲粥，以养心安神。

（2）按揉神门穴、涌泉穴。

（3）按时睡觉，21～23时（亥时）是人之阳气收敛于下，阳入于阴，是入睡的最佳时刻。

（4）心肾不交者，还可在医生指导下服用交泰丸。

三、凌晨1～3时不能睡，怎么办

有不少人晚上睡觉总是在半梦半醒之间，或伴有多梦，凌晨1～3时苏醒，不能入睡，过了3点才能入睡，这多是肝的问题。并且此类失眠的人还常常伴有头晕、烦躁易怒等表现。

中医认为，魂依附于血，肝藏血，凌晨1～3时为肝经主时，全身血液会回流于肝，魂也返藏于肝，因此人才能进入熟睡状态。

专家支招：

（1）吃一些酸的食物，如山楂、橘子、葡萄等。

（2）玫瑰花，或黄花菜，或酸枣仁泡水代茶饮，有养肝安眠之效。

（3）若伴有大便秘结者，可在医生指导下服用当归龙荟丸。

四、失眠从"睡前"入手

1. 睡前忌剧烈运动

夜晚人体阳气本应潜藏于体内，睡前的剧烈运动会使阳气振奋，阳不能入阴，从而影响睡眠或出现失眠。

睡前的两小时可以进行一些舒缓类的运动，如瑜伽有助于放松身心和促进睡眠，最好在 21 点之前完成锻炼。

2. 睡前忌追剧、看小说、玩游戏、上网

深夜追剧、看小说、玩游戏、上网是现代人的通病。中医认为，睡前先睡心，后睡目。意思是说，睡觉前要使心平静下来，才会有好的睡眠。为了有一个良好的睡眠，请至少在睡前半小时远离手机。

3. 睡前慎食

中医认为"胃不和则卧不安"，是指胃不舒服也会睡不好，尤其睡前吃得过多，很容易引起失眠。睡前 1～2 小时，忌吃肥甘油腻的食物，睡前偶尔、适量饮酒有助于睡眠；睡前忌喝浓茶、咖啡，会使人精神亢奋；睡前两小时内不能大量饮水，否则会因起夜多而导致失眠。

五、中医失眠调养方案

1. 饮食调理

一日三餐规律饮食，清淡为宜，避免高油脂的肉类及蛋糕点心。

2. 良好生活习惯

养成有规律的生活习惯，睡子午觉；白天进行适当的体育锻炼，晚上睡前泡泡脚。

3. 睡前防治按摩

（1）手指按揉太阳穴、印堂穴，从轻到重，每穴揉按 2 ～ 3 分钟。

（2）双手呈"爪"状，分别放于面部眉毛处，指尖微用力从前额向后头部做梳头动作 10 ～ 15 遍。

（3）指按神门穴、涌泉穴、醒脑穴（又称安眠穴），揉按 2 ～ 3 分钟。掌揉腹部，以肚脐为中心顺时针按揉腹部 2 ～ 3 分钟，保持自然呼吸。

以上方法，每晚睡前做一次。长久坚持，可改善失眠。

失眠证型繁多，以上只是失眠的一般情况。若通过简单的自我调理，没有效果的话，应及时找专家进行治疗，勿延误病情。采取汤药内服，并用熬药剩的药渣加热水泡脚，有益于改善睡眠。

牛皮癣会传染吗

牛皮癣的患者身上会出现多层银白色干燥鳞屑和红斑，而且反复发作，奇痒无比。生活中，许多人会刻意避免与牛皮癣患者接触，以防被传染，而患者也大多认为会传染。牛皮癣真的会传染吗？我们来看看！

一、什么疾病才具有传染性

传染病是指病原体从宿主排出体外，通过一定的方式到达新的易感染者体内。

什么才具有传染性呢？第一种是病毒，如新型冠状病毒就是新冠肺炎传播的病原体，乙肝病毒是乙型肝炎传播的病原体。第二种是细菌，如痢疾杆菌能引起痢疾；结核杆菌能引起各种结核病，如肺结核。第三种是真菌，真菌感染常见于皮肤性的疾病，如灰指甲、甲癣、股癣、头癣等。第四种是原虫，也就是寄生虫的一种。比如中华人民共和国成立后不久所爆发的血吸虫病，曾在全国 378 个县市流行，罪魁祸首就是血吸虫。

由此可见，传染病是有病原体的。那牛皮癣有没有病原体呢？

二、牛皮癣不是癣，没有病原体

西医学中，有一类引起皮肤病的真菌，叫作皮肤癣菌，常以"癣"字来命名，癣病能够通过接触来传染。

凡皮肤增厚伴有鳞屑或渗液的皮肤病，都可以称之为"癣"，好像苔藓一样，一块一块出现在皮肤上，抓挠会有干皮脱落。而牛皮癣的表现就有红斑和银屑。《外科正宗》中就提到"牛皮癣如牛项之皮"。正因为此，人们通常将其称为"牛皮癣"。

我认为牛皮癣的发病多是由于内耗亏损，血热生风，血虚生燥，肌肤失养而成。其诱因多与性格易急躁、过食厚味辛辣有关。

典型病例：牛皮癣半年，抗生素软膏涂抹无效

患者，22岁，男性，牛皮癣半年，起初头皮出现红斑，渐渐瘙痒，有皮屑脱落；随后自行购买抗生素软膏涂抹，未见有效，病情加重，全身均可见红斑且表面附着层层皮屑，于是来就诊。四诊得知：皮损处干痒伴白色鳞屑，抓挠后见血痂，头晕，失眠，口干渴，四肢偶有麻木，舌淡苔燥，其证属血虚风燥之证。予以中药调理后，牛皮癣全部消失。

西医称"牛皮癣"为"银屑病"，认为是一种常见的慢性炎症性角化脱屑性皮肤病。西医目前尚未明确牛皮癣的主要病因，认为与遗传、免疫、过敏有关，其中过敏包括感染所引起的，是一种自身免疫异常的表现，并不是传染病。（图24）

由此可知，牛皮癣并不是现代意义上的"癣"病，也没有病原体，更没有传染性。据有关调查表示，近千名患者中没有发现夫妻之间传染的病例，这足够说明牛皮癣是不会在人群中相互传染的。

因此，牛皮癣患者不用自卑及抑郁，并且中医认为情志的异常可以直接耗伤内脏的精气，不利于牛皮癣的治疗，还会造成病情的反复。

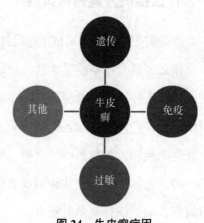

图24 牛皮癣病因

三、牛皮癣传染的误解

误解一：家族"传染"牛皮癣

现实中，很多人发现牛皮癣患者的直系亲属也患有牛皮癣，于是认为牛皮癣会传染。之所以会出现这种情况，是因为牛皮癣与遗传有关，具有家族遗传性。有关调查也显示，大约70%的牛皮癣患者有家族史。但是除了遗传因素影响外，与其生活环境和生活习惯等也有很大关联。

典型病例：环境变化引起牛皮癣

曾有一位牛皮癣患者找我诊治，其父亲并没有牛皮癣病史，询问得知其牛皮癣症状是从南方出差回来后开始出现的，出差期间所食都是辛辣之物。我分析其牛皮癣发病是因南方湿气重、饮食过于辛辣导致湿热内盛，湿热熏蒸肌肤所致。

误解二：感染诱发的牛皮癣

生活中，有的家长发现自家孩子感冒发热时出现了牛皮癣，经治疗后很快就痊愈了。临床也发现儿童患有感染性疾病时会出现牛皮癣，以儿童扁桃体感染和上呼吸道感染最常见，成年人中也存在这种情况。

人们发现这种发病方式及症状与某些病毒、细菌或真菌感染引起的皮肤病极为相似，于是认为牛皮癣也具有传染性。之所以会出现这种情况，是因为感染引起了自身免疫的异常，感染只是诱导因素。

综上所述，牛皮癣不具有传染性，密切接触也不会传染。患有牛皮癣的人可以积极进行中医治疗，并且生活上要养成良好的习惯，避免吃一些刺激性的食物，注意卫生，减少牛皮癣的诱发因素。

春秋季，皮肤过敏怎么办

每到春暖花开或入秋时节，很多人皮肤会出现红斑、疹子、脱屑及瘙痒等情况，甚至颜面部损伤，给患者带来很大的心理负担。

一、皮肤过敏的外因

西医认为，春秋季皮肤过敏是由于机体接触了过敏原后，如花粉、粉尘、柳絮等引起的过敏反应。

春天风大，花粉、杨絮等随风飘扬，当人吸入这部分"脏"的空气后，肺就会通过打喷嚏的形式排出去。人的皮肤也要呼吸，由于皮肤的适应能力弱，当接触这些东西之后，无法将其排出，故而出现疹子、红肿等现象。此外，中医认为"风为百病之长"，风邪侵袭人体，正邪交争于皮肤表面，也可引起过敏。而春季本身属肝木，风亦属木，肝木克脾土，故脾胃弱者在春季更容易发生皮肤过敏。

秋季天气转凉，若不注意保暖，寒邪易入侵皮肤。而秋季正是肺气最旺的时候，寒邪与卫气交争于皮肤表面，故而出现皮疹、瘙痒等应激反应。

二、皮肤过敏的内因

1. 湿热往外熏蒸

我们经常听到大夫说："你看你这齿痕舌，舌苔黄厚腻，湿热比较重。"湿热是怎么产生的呢？

首先，与饮食习惯有很大的关系。喜食肥甘厚味之品，或暴饮暴食，或经常喝大酒，导致脾胃受损，消化功能自然就弱了。长此以往，胃里的食物还未消化完，又要让胃去接收更多，慢慢地越积越多，食物就会在胃里慢慢发酵，进而产生"湿"和"热"。

另外，本病还和生活环境息息相关。比如长期生活在阴雨绵绵的南方，或者从事水下工作，日久湿邪便会侵袭人体。而脾喜燥恶湿，湿邪伤脾，脾虚则无力运化水湿，水湿若日久不消，就会在体内郁而化热。

湿和热滞留在体内会发生什么呢？举个例子，夏天出了一身臭汗，脱掉的衣服忘记洗了，过几天会发现衣服上长了霉斑。同样的道理，如果人体内的湿热排不出去，就会由内慢慢向外熏蒸，便出现了各种各样的皮肤病。

2. 小肠化物功能弱

经常会有朋友说对海鲜过敏，或喝牛奶过敏，或吃芒果过敏……其实在中医看来，这是小肠化物功能降低的表现。

正常情况下，食物经过胃的初步消化后，有一部分食糜可进入小肠，小肠把消化后的营养再运输给脾，这一过程被称作小肠的"化物"。小肠主火，只有保持一定的热度，化物才能正常进行。

若由于贪凉阴冷或其他原因，造成心火不能下移小肠，小肠火不够旺了，食糜消化不充分，小肠运输给脾的物质里混有一些不被吸收的杂质，而这部分杂质也会通过脾上输给肺，肺再通过宣发作用输布到皮肤。在这样充满垃圾的环境下，皮肤就很容易出问题。

3. 肺失宣降

有人会发现感冒流鼻涕时，身上皮肤瘙痒会加重。感冒好了，皮肤瘙痒也随之减轻。

中医认为肺主宣发，外合皮毛。我们的肺就好比是公园里的浇水机器，通过一个个喷水管的喷灌来滋养花草树木，肺则通过宣发作用把津液等营养散布到身体的各个部位，皮肤才能得到滋养。若肺的宣发功能失常，营养则输送不到身体相应位置上，皮肤得不到滋养，其瘙痒等症状自然会加重。

专家支招：

1. 怎么让体内的湿热之邪排出去

（1）刮痧：风池、风府线，督脉、膀胱经、小肠经刮痧，以自我舒服为度。

（2）穴位点刺及拔罐：于曲池穴、委中穴处，用一次性采血针或梅花针点刺出血；再拔罐，拔罐时间约为 5 分钟。此操作须在专业人士指导下进行。

（3）适量运动：中医认为，脾主四肢肌肉，运动有助于脾运化水湿，帮助身体通过出汗的方式排泄体内湿气。

（4）代茶饮：红豆、薏米煮水代茶饮。红豆味甘、酸，性平；薏米味甘、淡，微寒。二者配伍，有清热利湿之功。

2. 怎么让小肠热起来

（1）艾灸：利用家用艾灸盒在神阙穴、关元穴、足三里穴进行保健灸，或在以上穴位隔姜灸，热度以温热为宜，避免烫伤。

（2）艾叶泡脚：艾叶有温经通络、散寒祛湿止痒的功效。

3. 注意事项

（1）点刺出血、刮痧拔罐等治疗，最好先饮一杯温开水，并休息 15～20 分钟。

（2）点刺出血、刮痧拔罐等治疗后 24 小时内忌洗澡，避寒避风，注意保暖。

（3）刮痧、拔罐等日常保健，以自我感觉舒服为原则。

（4）点刺出血及拔火罐治疗，建议去正规中医门诊做。

心脏急救，中医教您怎么办

心血管病具有高发病率、高死亡率，且呈突发性，有 70%～87.8% 的心血管意外常发生在医院以外，往往患者得不到及时的抢救，错失最佳时间。在拨打完"120"等待救护的黄金时间里，我们是不是就真的束手无策了？又该怎么做？

一、突发心血管疾病，身体有哪些示警

"有诸内者，必形诸外。"人体内部的变化，一定会反映于外。当身体出现以下症状时，我们需要重视起来。

1. 心痛

心脏功能异常最典型的表现就是心痛，多为胸骨后压榨样疼痛或左心前区的憋闷疼痛。短时间内未能缓解，须及时送往医院。

2. 胸闷与心慌

患者可能表现为突然很饿，饿得心慌，尤其要引起注意，这种情况常常被人

们所忽视。

3. 心烦失眠

心主神志的异常，会出现无缘由的心烦、失眠，或对任何事情不感兴趣等。

4. 手脚冰凉及头晕

心脏是人体的发动机，它推动血液运行至人体全身各处，最末端的是手和脚，头部也需要心脏射血的供养，当出现手脚冰凉、头晕等情况时，也需要引起重视。

本就患有高血压、冠心病、高脂血症等疾病的人是心血管意外的高危人群。一年四季中，冬季天气寒冷，春季春寒料峭，都是心血管疾病的高发时期。

二、突发心血管事件，昏厥了怎么办

突发心血管事件最危险的情况就是出现昏厥，如果能在救护车来之前进行简单的中医急救，就能在很大程度上为后面的救治争取时间，挽救一条生命。

《伤寒论》中提及"阴阳之气不相顺接，便为厥"，意思是指"厥"是因人体阴阳平衡失调，阴阳互不贯通所引起。因此，中医常选取人体阴阳二气交汇处来使其"顺接"，如人中穴、十宣穴。

1. 掐按或针刺人中穴

中医认为，任脉为阴脉之海，督脉为阳脉之海，而人中穴正是任督二脉交会处。人中穴位于上嘴唇沟上 1/3 与中 1/3 的交点。每当人昏厥时，大家的第一反应就是掐人中。

2. 十宣穴点刺出血

人体有 12 条经脉，阴经、阳经各 6 条，阴经与阳经在手指末端和脚趾末端相交接，此处的穴位就是十宣穴，也就是十根手指尖，点刺出血用来急救，每处 10 滴左右。曾有次在返回石家庄的火车上，遇到一名患儿昏厥，当时没有工具，紧急之下，就使用乘务员提供的曲别针，于十宣穴进行点刺出血，扎了两个手指，孩子就苏醒了过来。

除了人中穴、十宣穴，还有一个很重要的强心急救穴位，就是肾经的涌泉穴，即卷足时足前部的凹陷处，我们可以强刺激涌泉穴来使患者苏醒。

如果不会扎针或者没有针，我们可以指代针，拇指或者中指用力按压或者掐按，或用勺子柄、筷子头等作为急救的工具。

三、突发心血管疾病，中医教你几个急救穴

如果平时身体健康，突然出现强烈的胸闷心痛、心慌、头晕、四肢冰凉等，这也是心血管疾病发作的先兆症状。在4分钟的黄金时间里，中医教你几个急救穴。

1. 巨阙穴

巨阙穴位于肚脐上6寸，是心蔽骨（剑突）与中脘穴的中点，中脘穴位于神阙穴（肚脐）和心蔽骨之间连线的中点。

巨阙穴居中线而近心脏，为心之募穴，募集心经气血，输送于心。如果出现心前区憋闷，可以刺激巨阙穴来强心。

2. 关元穴

中医认为心与小肠相表里，临床中常选用小肠的募穴关元穴与巨阙穴搭配。

关元穴位于下腹部，前正中线上，肚脐下3寸的位置（四指并拢横径为3寸）。俗话说"腹深如井，背薄如饼"，因腹部有厚厚的脂肪，关元穴的位置较深，故点按或针刺时要有一定的深度，重按关元穴，使力度深透穴位才可。而有行针经验的人，则要根据患者的肥胖度来定进针的深浅，建议使用1寸半或2寸的针。

典型病例：突发心梗，中医针灸急救

曾有一名患者突发心痛、心慌、头晕等症状，其家属赶紧找我咨询，我嘱其拨打"120"电话，得知其家中没有速效救心丸，所幸其家属对针灸有一定的经验，就嘱其重按巨阙穴、关元穴及内关穴，2～3分钟后，其家属说症状缓解，建议其仍需去医院检查。

3. 内关穴、公孙穴

明代刘纯《医经小学·卷之三》云："公孙冲脉胃心胸，内关阴维下总同。"

内关穴是治疗心血管疾病的第一要穴，内关穴、公孙穴常搭配治疗心胸及胃部的疾患。

据《健康时报》报道，在成都飞往北京的航班上，一名乘客突发心慌、胸闷、头晕及全身出冷汗，中国中医科学院副院长范教授恰好在航班上，把脉后予以速效救心丸，同时按压内关穴，患者症状迅速缓解。

当心跳过快时，可以搭配鱼际穴（约在第 1 掌骨中点桡侧赤白肉际处）；当心脏跳动缓慢时，可以刺激内关穴。生活中，我们也可于这些穴位进行按摩推拿，起到预防养生的作用。

我们在家中可常备一些急救中药，如速效救心丸，用时舌下含化。以上只是简易的急救措施，若出现危急重症，一定要及时拨打"120"，找专业医生进行救治。

甲状腺、乳腺、子宫疾病，中医可以异病同治

情景再现：

林某，女，38 岁，闭经 4 个月，于是来找我诊治。四诊得知其乳房胀痛，烦躁易怒，纳可，寐差，夜间 1 ～ 3 时易醒，小便可，大便干，舌暗红，苔白腻，舌下瘀血重，脉弦滑。患者经过一段时间的治疗，再来找我时，非常惊讶地说："哎呀，高大夫，随着您把我的月经调通畅、调规律了之后，我发现乳腺上增生的小结节也消失了，这真是太神奇了！"

一、甲状腺、乳腺、子宫是一条线上的蚂蚱

甲状腺、乳腺、子宫看起来没有关联，但是从中医的角度来看，它们都与肝经有关。足厥阴肝经起于足大趾的大敦穴，从下往上绕过生殖器到小腹（子宫），

再经过胸部（乳腺），再到脖子（甲状腺），最后到头顶部与督脉交会。所以这三个部位的发病都是肝经的淤堵所致。肝喜欢"条达"，好比树木的枝条喜欢舒展一样，恶抑郁，所以肝最怕"堵"，如结节、肿瘤等均可引起经络的淤堵。

二、淤堵是怎么形成的

1. 肝气郁结

当一个人长期处于压抑状态下，气就会运行不顺畅，气郁堵在体内，这就是肝"堵"了，中医称为肝气郁结。俗话说得好，气大伤身，不论是生闷气，还是把气发出来，都属肝气的郁结。那么我们的身体会发出哪些警告呢？如总是感觉口干口苦，颠顶或两侧头晕头痛，两胁肋部胀痛，乳房及少腹部胀痛，胸闷、心悸，或失眠多梦等，并且失眠多发生在凌晨 1 ～ 3 时。

2. 代谢产物过多

当肝的功能失常，会直接或间接影响到肺、脾、肾三脏的功能。肺、脾、肾参与体内水液代谢，如果气机运行不畅，水液代谢必然受阻碍，使水湿停于体内而形成痰湿。气机运行不畅还可影响血液运行，进而产生另一种代谢产物——瘀血。由于湿邪黏腻的特性，因此痰湿极易和瘀血结合，形成痰瘀互结的状态。

最终这种代谢产物（痰瘀）会在体内到处流窜，而它的驻足地也就成了结节、肿瘤等疾病的"收容所"。痰瘀停于喉结处，就是甲状腺结节或甲状腺瘤，甚至甲状腺癌；痰瘀停于乳腺，就是乳腺增生或乳腺癌；痰瘀停于子宫，就是子宫肌瘤或卵巢囊肿、巧克力囊肿，或月经不调等。

专家支招：

1. 以情治情

当一个人生气或者发怒时，可以想想悲伤的事情，用悲伤来战胜怒气。试想一下，平常我们是不是有过气到大哭一场，之后气也就消了，用的就是这个原则。

2. 按揉穴位

俗语说生气了我们会捶胸顿足，这是有中医道理的。捶胸我们捶的是膻中穴，气会膻中；顿足刺激的是足部的三阴经，肝脾肾全有了。当然我们可以按揉行间穴、太冲穴，每穴 3～5 分钟，力度以稍感酸痛为宜。

3. 艾灸

乳腺增生的话我们可以在患处行隔姜灸，将鲜姜切片，厚度约为 1 元钱硬币，姜片中间用针扎洞，上边放艾炷施灸，热度以稍感温热为宜，避免起水疱。

针对子宫的问题，我们在家可以用艾灸盒在神阙穴、关元穴、子宫穴、八髎穴、足三里穴、三阴交穴进行保健灸，以缓解痛经，或保健治疗子宫肌瘤、卵巢囊肿等疾病，热度以温热为宜，避免烫伤，除此之外我们可以强刺激腿部的下巨虚穴位，让腹部有形的东西消失掉！

4. 代茶饮

平常可用玫瑰花、代代花、梅花等来泡水喝，以疏肝理气，活血调经。

5. 运动解压

运动是最好的解压方式之一，通过运动的方式进行宣泄。

此外，也可以向朋友诉说，或者大声唱歌等方法，将压抑释放出来，正所谓气调则气顺，瘀可化，痰可消。

典型病例：乳腺癌术后中医调治

马某，女，34 岁，乳腺癌术后，化疗一次，脱发严重，手指甲黑半截，于是来我处就诊。四诊得知，其手足凉，纳可，寐差，小便可，大便稀，月经推迟，有血块、痛经，舌淡暗，有瘀斑，有齿痕，苔水滑，舌下瘀血重，脉沉弦。该患者是寒湿内盛，气滞血瘀所致。故予以温中祛寒、疏肝理气、活血化瘀汤药治疗，并嘱其禁甜凉、辛辣、油腻食物，保持心态平和，适度运动，合理睡眠。经一个半月治疗，患者乌黑的头发也长出来了，指甲也不黑了，除舌有瘀斑外，其他症状均消失。

小贴士——乳腺结节、增生定位与脏腑

当然，乳腺增生或结节除了与肝有关外，还与其他脏腑相关，专家们常常根据结节与增生的部位来判断是哪里出了问题，不同经络线上的病变治疗又不同，这就是中医的博大精深之处，虽然同一个病，但是没有固定的治疗方法。（图25）

乳腺结节增生定位	经络循行	相关脏腑
前正中线旁开2寸	肾经循行	与肾有关
前正中线旁开4寸	肾经循行	与胃有关
乳头外侧一横指处（即正中线旁开5寸)	心包经循行	与心包有关
第二肋间隙以下，且前正中线旁开6寸	脾经循行	与脾有关
胸前壁的外上方，平第一肋间隙，距前正中线旁开6寸	肺经循行	与肺有关
腋窝处	心经循行	与心有关

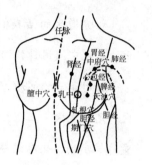

图25 乳腺增生、结节定位及与经络脏腑关系

叁 腹 部

谈谈脾胃那点事

现代生活的节奏越来越快，点外卖、吃快餐成了大多数年轻人的习惯，患脾胃病的人也越来越多，反酸、嗳气、胃痛、胃脘胀满、堵闷等症状都"冒"了出来，并且在某些季节还会加重！现在我们就来说说脾胃病。

一、脾胃病什么季节高发

根据天人相应的观念，长夏乃是脾胃当令之时，脾胃病最易在长夏之时起病。"长夏"是指夏至到处暑这段时间。长夏在五行中属土，而脾胃也属土。长夏时节，天气多阴雨绵绵，是一年中暑湿最盛之时，最易湿邪困脾，出现脾胃功能的异常。若人在此季再多食冷饮和瓜果，则更会伤脾。所以本就有脾胃病的人，在长夏更是难熬，原有症状会加重。当然还有一种观念是在季节交换的时候也是归脾胃主时的时候，此时也会起病。

二、中医脾胃病的范畴

非萎缩性胃炎、萎缩性胃炎、胃及十二指肠的溃疡或者癌前病变、胃癌等消化系统疾病，从中医的角度上都归属于脾胃病。

通俗地说，脾胃病涵盖了整个消化系统的疾病，但脾和胃的功能又不尽相同。脾胃一阴一阳，一脏一腑，一升一降，相辅相成，共同完成对饮食物的消化吸收，相当于五脏六腑的后勤部长，负责营养的供给，被共称为气血生化之源。

1. 胃主受纳腐熟水谷，胃气以下降为顺

（1）胃主受纳腐熟："受纳"，即接受容纳，平常出现吃不进去东西，或吃一点儿就饱，这就是胃的受纳功能出现了异常。"腐熟"就是把食物转化成食糜，是食物消化的过程。曾有个患者说早晨吃的西红柿疙瘩汤，晚上拉出来的还是西红柿疙瘩汤的水样便，食物完全没有消化，这就是胃的腐熟功能差了。

（2）胃气以下降为顺：就是食物从上口进，要从下口出。如果出现胀满堵闷、胃疼、嗳气、呃逆等症状，就说明胃失和降，气不向下走了。

2. 脾主运化，脾气以升清为常

（1）脾主运化：脾主运化之"运"，即转运、输送之意；"化"，是指消化、变化的意思。脾主运化，是指脾具有运化水谷和水液的作用。

脾运化水谷的功能差，生成的气血减少，气血不能荣养机体，就会出现面黄肌瘦的症状；脾运化水湿的功能差，水液代谢出现障碍，水湿停留在皮下，就会出现水肿等症状。虽然"瘦"和"胖"在临床中是两种完全不同的机体状态，但归根结底，都跟脾的运化功能失常有关。

（2）脾主升清：头为诸阳之会，精明之府，头目清明需要脾所运化的水谷精微的濡养。在临床中，脾胃功能差的人，往往会出现头昏昏沉沉的症状，这就是脾不升清的表现之一，同时还可能伴有恶心、呕吐、胸闷等症状。

此外，脾能统摄、控制血液在血管内流动，所以鼻出血、皮肤出血点、女性崩漏等出血和脾也有关。脾在志为思，像坐办公室、做秘书等脑力工作经常"思"的人会过思伤脾，容易犯脾胃病。

三、脾胃不和，百病由生

金元四大家之一的李东垣在《脾胃论》中提出"内伤脾胃，百病由生"，就是说脾胃功能出现异常时，身体会出现各种不舒服的症状。

1. 失眠

一是指消化功能有异常会影响睡眠质量，"胃不和则卧不安"（《素问·逆调论》），如消化不良或拉肚子都会导致无法入睡。二是指当脾胃功能差了，气血生化乏源，血不养心，也会造成失眠。

2. 反复口腔溃疡

脾开窍于口，其华在唇。脾胃功能差了，很容易生成积热或者湿热，热邪上熏而致口舌生疮。

3. 抑郁症

脾在志为思，长期思虑过度会影响脾的运化，脑有充足的精微物质时，思维才会活跃，所以长期思虑过多的人容易患抑郁症等精神疾病。

此外，脾胃不好的孩子还易诱发鼻炎、过敏等。当然，除了以上列举的疾病外，脾胃不和还会有其他的表现，因为"脾胃不和，百病由生"，在此不再一一赘述。

四、防治脾胃病，中医来支招

1. 艾灸

因为现代人有一个通病，就是贪凉饮冷，而且还不活动。胃喜暖，而寒伤胃，所以我们应寒者温之，用艾灸的方法来调养脾胃，如艾灸足三里、神阙、中脘等穴。

2. 饮食

（1）每餐要少吃一点：每顿饭吃七八分饱即可，俗语不是说：若要身体健，需要保持三分饥和寒！既减轻了胃肠负担，还养护了胃气。

（2）饮食要清淡一点：忌食甜的凉的，辛辣油腻的。因肥甘厚味之品会助湿生痰，过食辛辣，易生胃火而致胃痛。

（3）饮食要暖一点：胃病患者消化功能差，尤其是长年胃病者，遇冷食、凉食则出现胃痛。

（4）饮食要熟一点：胃喜欢温热的食物，生冷食物伤胃更伤脾。

（5）吃饭要慢一点："细嚼慢咽"，既减轻胃肠的工作量，又可以刺激"口水"的分泌，唾液中会生成更多的消化酶来帮助消化食物。

3. 情志

"怒伤肝"，肝气失于疏泄，气机阻滞会横逆犯胃；忧思过度，脾气郁结则脾胃不和。因此，要能够疏导自己的悲观、焦躁情绪，避免紧张、愤怒等不良情绪，保持心情舒畅，更利于恢复脾胃功能。

综上所述，在中医理论中，脾胃病不单纯指的是西医学中消化系统的疾病，而是涉及五脏六腑各个系统，表现为诸多方面的复杂问题。日常生活中可以按照脾胃的"喜好"，结合以上建议进行调养，从而减少对脾胃的伤害。

胃痛怎么办

情景再现：

冬季的某个下午，突然有个快递小哥捂着肚子闯进了诊室。自诉中午吃生冷食物后，胃部开始出现疼痛。以前冬季年年犯胃病，去医院做胃镜、彩超检查均无异常，用药治疗效果一般。今疼痛难忍，于是前来就诊。四诊得知：面色苍白，口淡不渴，喜热饮，苔薄白，脉弦紧。

这是一个典型的寒凝血瘀，不通则痛的患者，受职业影响，常年吹风受寒，再加上食用了生冷的食物而导致胃痛。

针刺中脘、天枢、关元、足三里、内关、公孙等穴位，针后不久疼痛便缓解，患者随即入眠。起针后反馈，肚子热乎起来了，疼痛基本消失；又于中脘、上脘、建里、神阙等穴做隔姜灸（图26），加之桂

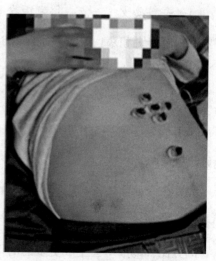

图26　患者做隔姜灸治疗图

附理中丸 4 丸开水融化冲服。经治疗后，疼痛完全消失，嘱其忌食凉的、甜的、辛辣油腻的食物，注意保暖，常备热水。

一、中医治胃痛

1. 寒凝则痛

寒主痛，寒性凝滞，寒气进入人体的经脉后，原来畅通的经脉受寒而凝滞，血脉瘀堵。比如上面案例的快递小哥，贪凉饮冷又在寒风中骑行，正是寒凝血脉不通则痛，即气血经络阻滞不通所引发的疼痛。

症状特点：腹部有牵引收缩的疼痛感，遇热痛减，遇寒痛增，还伴有口淡不渴、喜热饮、苔薄白等症状。

专家支招：

（1）可以喝红糖姜水，红糖是暖性的，生姜又是辛温发散的，可以缓解由寒凝血瘀所导致"不通则痛"。

（2）按揉中脘、天枢、关元、足三里、内关、公孙等穴位，每个穴位 3 ～ 5 分钟，按压处感到酸胀为宜。

（3）就地取材进行热敷，如热水瓶、热水袋、暖宝宝等，有条件的还可以进行中脘、神阙穴位的隔姜灸。总之，使热进去，让胃暖起来。

2. 不荣则痛

不荣则痛，即由于气血不足使经络失去濡养引发的疼痛，"荣"即是滋养。现代人生活节奏快，白天要忙工作和家事，晚上又多沉溺于电子产品中而长期熬夜，过分地消耗人体的气血，故而不能荣养出现"不荣则痛"。

症状特点：隐隐作痛，活动加重，胃中有灼热感，伴有心烦、口燥咽干、食少、消瘦乏力、大便干结、舌红少津等症状。

专家支招：

（1）改变不良的生活习惯，11 点之前准时睡觉。

（2）可以煮桑椹枸杞茶，补肝肾，提精气神。

（3）三餐规律，尤其注意早餐一定要吃因为早上 7 ～ 9 点是胃主时的时候，多吃五谷，其中粥是最好的养胃早餐，以性温之小米最为养胃。

二、胃痛的日常防护

俗话说"病从口入"，胃痛也多是因吃而得的。因此，大家只有了解中医的健康饮食知识，才能让胃不得病。

1. 少吃甜的食物

脾主甘，食物过于甘甜，容易困遏脾阳，而影响其运化的功能，所以平时要注意少吃甜的食物。

2. 不吃凉的食物

中医强调"有一分阳气，便有一分生机"。经常吃凉的东西，就会慢慢把人体当中的阳气扼杀掉，所以长期吃凉的食物对人体不好。而且脾胃喜温而恶凉，过食凉的食物会影响脾胃的功能，进而影响气血的生成，造成体质的下降。

3. 不吃辛辣的食物

辛辣的食物会刺激胃黏膜分泌胃酸，胃酸过多会加重胃病。比如常喝酒会引起胃穿孔，所以胃病患者应戒食辛辣之物。

4. 不吃油腻的食物

因为油腻的东西容易助湿生痰，加重脾胃的负担。

"三分治，七分养"，胃痛虽然能治疗，但是若患者不注意饮食，不仅会加重胃痛，而且还会导致胃痛反复发作，甚至无法痊愈。故此，胃痛想养好，就一定要养成好的饮食习惯，不吃或少吃甜的、凉的、辛辣油腻的食物。

你的肝，功能正常吗

中医意义上的肝和西医所说的实质性肝脏不是一个概念，中医肝的含义比实质性的肝脏范围要广！肝在五行当中属木，要想使树长得好，就要在春天修剪树木。所以从中医角度，要想使肝的功能正常运转，就要疏肝！人体在以五脏为中心的基础上，形成五大系统。就肝而言，任何一个方面出现问题了，都会影响肝的功能。

一、肝胆互为表里

中医认为，肝胆互为表里，一脏一腑在经络关系上相络属，在生理方面相互协调以及病理方面相互影响。在临床中，如果检查出胆结石、脂肪肝、肝血管瘤、肝功能异常等情况，中医认为这些统统与肝功能异常有关，这和西医所谓病的概念是不同的。

以胆结石为例，其治疗不能盲目地切除胆囊，胆汁是肝之余气所化生的，切除了储存胆汁的胆囊，胆汁无处可去，就会淤积在肝脏，堵在肝总管，形成肝结石等疾病。而现在用中医中药治疗，就能够有效地治疗胆结石。

典型病例：反复发作的胆石病

我在临床中遇到一个患有胆结石的老太太，最初一年清一次结石，再后来一年清两次。为什么会出现这样的状况呢？中医认为"三分治，七分养"，然而她是个不听话的患者，不让吃大鱼大肉，她偏不听，那么这个病情就容易反反复复。嗜食肥甘油腻之品，体内痰湿内生，积聚于中焦，阻碍了气机的运行，肝的疏泄失职，肝之余气所化生的胆汁就会淤积，储存于胆，胆石就会反复产生，不从根本上解决问题，有结石了就被动的清，是治标不治本的做法！

二、肝主疏泄，调畅气机、情绪

肝主疏泄，且肝在志为怒，若肝的疏泄功能异常，那么这个人的情绪就不会好。有两种情绪状态都属于异常反应，即抑郁和躁狂。比如肝的疏泄不及就会抑郁，功能太过就会烦躁易怒。

肝的疏泄功能还表现在调畅人体的气机。气机，就是气的升降出入的运动变化形式。例如咳嗽就跟肝的疏泄功能异常有关，咳嗽是肺气上逆的表现，肺气应该是往下降的，肝疏泄的异常致使肺气无法下降反而向上逆行，就会表现为咳嗽咯痰。胃病也是一样，胃气是以下降为顺，如果出现嗳气、呃逆、反酸等胃气上逆时，也是受肝的影响造成的。

三、肝为将军之官，谋虑出焉

肝为将军之官，是五脏六腑中有武力有谋略的将军，对人体的精神有着控制作用。

典型病例：反复查看锁门，吃饭选择困难

有的患者跟我说："我最近头晕晕乎乎的，记忆力特别差，我前面明明锁了门，后面还得再看看是否锁上了。这种现象还不止一次。"还有的人说："高老师，我最近有一个特别怪的现象，不知道是我个性的问题，还是我的身体出现了问题，我会为了一顿饭是吃馒头还是吃包子，还是吃米饭，纠结半天，犹犹豫豫拿不定主意。"这也是肝的问题，肝脏的"谋虑"出了问题，也就是说决断能力差了。

四、肝藏血，血舍魂

肝藏血，指肝具有贮藏血液、调节血量的功能；血舍魂是指血是魂的居所。

中医认为，"人卧则血藏于肝"（《黄帝内经》），"卧"不是躺着的意思，而是睡觉的意思。血涵养不了魂，血不归藏于肝，即肝藏血的功能异常，在临床中可以表现为睡眠的障碍，比如说难以入睡、中间容易醒、做梦比较多等。而且凌晨1时到3时是肝主时，如果肝功能异常就会出现这一时间段失眠的情况。

典型病例：凌晨 2 时准时醒

有一个患者说，他只有一个毛病，在两点钟会醒，醒了之后就难以入睡，等到三点多以后才能睡。我说很明显这是肝出现问题了！他说不对，他每年都会做体检，B超及肝功能检查都没问题。我说你再去查查看。结果他非常佩服地过来找我，跟我说："高老师，你真是神！我检查了脂肪肝啊。"虽然是轻度的，但是这已经表明肝脏的功能异常了。这就是中医独特的诊断方式——司外揣内！

五、肝开窍于目

肝开窍于目。生理上肝之经脉上连目系；肝之气血上濡于目，发挥滋润濡养的作用眼睛才会明亮，随着年龄的增长，肝的阴血亏虚，所以人老珠黄啊，这也是人衰老的生理表现；病理上肝有病变常累及于目。

典型问题:

肝开窍于目,肝胆不好的人,眼睛发干发涩,无光泽,甚至浑浊,有的人则表现为猛眨眼睛。在临床当中,有的患者到春天的时候眼睛干涩、迎风流泪,还有很多眼屎等,这都是肝功能异常出现的问题。

当然临床上,有时症状和病情并不成比例。有的人虽然有病了,但是并没有什么不舒服的感觉;而有的人有很多不舒服的感觉,可就是检查不出什么异常。从中医的角度上,这两方面都属于一个病态的反映。

除此之外,经络所过,主治所在!肝经上达颠顶,下过甲状腺、乳腺、两胁、少腹、女性子宫(男性前列腺)、大腿内侧,一直到脚底。这一条线上有任何不适的表现,也都跟肝有一定的关系。所以你肝的功能是否正常,大家可以试着检查一下,对号入座!

养肝小贴士:

(1)饮食方面:《素问·脏气法时论》曰:"肝色青,宜食甘,粳米牛肉枣葵皆甘。"故此可以适量食用一些绿色的食物,以及味甘的食物,例如蔬菜、粳米、牛肉、大枣、葵籽等。

(2)情志方面:不可大怒,要保持恬淡虚无的心境。

(3)作息方面:养成睡子午觉的习惯,不可熬夜。

(4)运动方面:做一些五禽戏、太极拳、瑜伽等运动。

(5)其他方面:尽量减少药物的应用,避免饮酒等不良嗜好。

腹胀怎么办

一、为什么会腹胀

腹胀,俗话说就是"感觉肚子里有很多的气",也就是老百姓所说的"肚子胀"。中医认为,腹胀与体内气机运行异常密切相关,气机停滞于腹部,就像

"气球"一样，从而造成腹胀不适。

1. 饮食添"堵"

暴饮暴食或嗜食辛辣、肥甘厚味等，导致饮食物停留于胃中，形成积滞，就好似通气橡皮管的一端被堵后迅速胀起。当然，除了腹胀之外，还有消化不良、不思饮食、食少纳差等症状。

2. 寒邪凝滞

寒邪侵袭胃肠，凝滞气机，就好似通水的橡皮管的一端被冻住一般，腹部胀满，同时还会造成饮食物停聚，形成积滞。且寒邪还易使气血运行不畅，甚至凝结阻滞不通，"不通则痛"而引发腹痛。

典型病例：夜间腹胀，肠鸣，冬季尤甚

曾有一患者腹胀，且经常在夜晚出现肠鸣、排气的症状，冬天尤甚，这就是因寒邪所致。夜间阴盛阳衰，阴盛则寒，尤其是冬季气候寒冷，最易感寒，所以腹胀经常晚上和冬天犯。

3. 情志添"堵"

生活工作压力大，不会自我排解的人容易产生焦虑、抑郁、暴躁等情绪。肝主情志，又有疏通畅达气机的作用，情志的异常易引起肝的疏通畅达的能力异常，导致气机运行不畅，从而引起腹胀。除此之外，还可能伴有精神抑郁、胸胁胀满、泄泻便溏等症状。

二、腹胀与哪些脏腑有关

中医将腹部分为脘腹和大腹。脘腹也就是大致胃的位置，而大腹则是脾所主，因"脾主大腹"。因此，腹胀与脾胃功能的异常有关。

1. 与胃肠有关

胃肠指的是胃、大肠、小肠，而这些通通属腑，主传导和消化食物。中医认为，人每天有进，必应有出，传导异常就会导致腹胀，还会影响全身的健康。

2. 与脾有关

《医学见能》中提到"大腹中州总属脾"，说明脾主大腹，脾功能的异常也会引起腹胀。

典型病例：长期食欲不振，食少腹胀，食后加重

曾有一患者自诉长期食欲不振，食少腹胀，食后加重，伴有四肢倦怠乏力、大便黏腻不爽的症状，皆是由脾失运化所致。

三、中医解决腹胀

1. 巧祛病邪，腹胀消失

针对不同病邪所引起的腹胀，辨证治疗。

（1）因贪凉、受寒所致，可以艾灸中脘、神阙，或服用红糖姜水或桂附理中丸，还可以通过加衣保暖，使腹部温暖起来。

（2）因暴饮暴食所致，可通过散步等运动来调理，或服用消食化积之品，以助消化，如山楂可消肉食积滞。

（3）因情志因素所致，可以通过运动、旅游等方式来调节情绪、缓解压力，还可饮用玫瑰花茶、菊花茶及按揉肝俞穴、太冲穴来调理气机。

2. 调理脏腑，腹胀消除

针对脏腑功能异常所引起的腹胀和胃部不适，我们可以用以下方法来调理。

（1）顺时针摩腹，以及按揉天枢穴、中脘穴等调理气机。

（2）增强腹式呼吸，因肺与大肠相表里，肺气肃降能够促进大肠蠕动。

（3）按揉或艾灸关元穴来调节人体气机或增强小肠之火。因心与小肠相表里，所以我们可以通过调节小肠来治疗腹胀。

（4）还可以通过慢跑、快走等运动及红豆薏米粥等饮食养生方法健脾祛湿。

3. 饮食宜忌，动静结合

（1）合理饮食。一日三餐要合理分配，避免暴饮暴食或嗜食辛辣、肥甘厚味，吃饭只吃七八分饱，勿过食。腹胀人群应忌食含气和产气的食物，像豆类、坚果类、大蒜、番薯等食物就应统统列入黑名单。

（2）适量运动。想要缓解腹胀，最好的方法是走 20～30 分钟，有助于消化；而且运动不在多，在于适量，适量运动可促进肠胃蠕动。

需要注意的是，若通过自己的努力，仍不能解决腹胀的困扰，那么就应该及时就医。因为腹部胀满不能小看，你忍得了，它忍不了，有很多严重疾病都会有腹胀的症状，如肝硬化、恶性肿瘤等。若轻视它，病情会逐渐恶化。

水走肠间话腹泻

想必大家都经历过腹泻，有的急迫不能自已，有的一泻千里，严重者还会感到浑身无力。今天就从中医的角度来认识腹泻，了解它的预防调护。

一、水走肠间是腹泻

众所周知，大便在肠道中通行，所以不管是排便次数多，还是大便稀溏，用一句话解释就是"水走肠间"。当然，此处的水是指过多的水，超过了滋润肠道正常的量，即肠道中水液的平衡遭到了破坏。水液代谢和肺脾肾三脏关系尤为密切，三脏的功能失调，就会造成肠中水湿和痰饮过多，形成腹泻。

为了方便大家理解，我们运用生活经验来解释泄泻的病因病机：

（1）当土太硬时，水就不容易渗下去，这主要是属于脾的责任，因为脾属土，主运化。若脾有疾，运化水湿的功能就会减弱，引起腹泻。

（2）当没有合适的工具改良"水道"时，会造成水液泛滥，这主要是归咎于肺，因为肺属金，主宣发肃降、通调水道。肺的宣肃功能失调，会影响水液代谢，引起腹泻。

（3）当太阳不足时，就不能使水气化，这主要是和肾相关，因为肾属水，主蒸腾气化。当肾的蒸腾气化功能差时，就会影响水液代谢，引起腹泻。

除此之外，还有大、小肠的原因，因为小肠主泌别清浊，大肠主吸收部分水液。如果它们功能低下，也会引起腹泻。

二、中医巧治腹泻

不同原因引起的腹泻，其大便的性状是不一样的，治疗方法及方药也不同。

1. 寒湿型

当受凉后，泻下稀水或夹有未消化食物，便色淡黄、无臭，常伴肠鸣、腹痛。

这种腹泻可用附子理中丸来温中止泻，日常可多食用小米粥、红糖姜水等温热食物来调理受凉的肠胃。

2. 湿热型

当感受湿热之邪时，大便的气味臭秽，腹痛如绞，肛门有灼痛感，并伴口渴想喝水、心中烦躁不安等临床表现。

此时可用葛根芩连片来祛湿除热止泻。

3. 伤食型

当食用不干净的食物或者暴饮暴食后，泻下味道腐臭，像臭鸡蛋味，且夹有不消化食物等。

这种泄泻可使用中成药保和丸，还可以食用山楂片、鸡内金、健胃消食片等来消食导滞止泄，也可通过顺时针摩腹来调理。

4. 脾虚型

此型大便溏稀，多在饭后发作，伴有食欲不振、神疲倦怠等症状。

这种泄泻多用参苓白术散，也可选用人参健脾丸、补脾益肠丸等中成药。在日常生活中，我们可按揉太白、阴陵泉和脾俞等穴位。

5. 肾虚型

此型多黎明发作，也就是五更泻。常伴肠鸣、脐周痛，泻后疼减，大便稀薄、混杂未消化食物，四肢不温，腰膝酸痛，夜尿较多等症状。

这种泄泻多用四神丸。在日常饮食中，可多吃一些温补肾阳的食物，如牛、羊肉等。

三、腹泻的防治与调护

1. 多补充水和电解质

腹泻所造成的严重后果就是丢失大量的水和电解质，再加上呕吐，很容易发生脱水和电解质平衡紊乱，使病情加重。所以补充水和电解质是治疗腹泻的关键。一般每天补液量为每千克体重100mL，其中糖2g，盐0.5g，口服即可。失水严重的，应去医院静滴补液。

2. 不可禁食

很多人认为，腹泻时进食会加重肠道负担，禁食可减少排便次数，这个观点是错误的。禁食会使得营养补充不上，再加上腹泻会引起营养失衡，很容易演变成营养不良，以致病情迁延难愈。此时建议清淡饮食，如果是宝宝腹泻，以母乳喂养者应继续喂母乳，没有母乳者可以用牛奶代替，这样就可以保证宝宝的营养需要。

3. 不要过早止泻

有些患者认为，腹泻要赶紧止泻，随便买止泻药吃，这种做法是不正确的。因为过早止泻，可能会掩盖病情而影响医生做出诊断，还可能影响毒素的排泄，结果不但腹泻没有止住，还会加重病情。而且治疗腹泻的方法不是急于止泻，而是应该及时补充水液和营养物质。

4. 不滥用抗生素

腹泻并非都是细菌引起的，因此很多情况下用抗生素治疗无效。而且抗生素应用过多过杂，不但对腹泻的康复不利，而且还可能引起抗生素诱发的腹泻（详见《中医评点抗生素的利与弊》）。

关于腹泻的预防，我们在日常生活中要注意食品卫生，生熟食品应该分开放，避免交叉污染；注意营养均衡，要多吃蔬菜水果、粗粮等食品，经常腹泻的人应少食多餐，细嚼慢咽，有利于消化吸收。

专家支招：

1. 薏仁扁豆粥

制作方法：取薏仁 30g，炒扁豆 15g，山楂 15g。三种原料一起放入砂锅内加水煮粥，加少许盐调味，每天早晚各 1 次。薏仁扁豆粥具有健脾、利湿止泻之功效，对于湿热泻最为有效。

2. 苹果泥

制作方法：苹果去核，不用去皮，切块，上锅蒸熟后打成泥。苹果泥含有丰富的鞣酸、苹果酸、有机酸、果胶等物质。鞣酸是肠道收敛剂，能使大便内水分减少，从而止泻，可在腹泻期间食用。

通便不能乱用泻药

便秘是临床常见的一个症状，通俗地讲就是"下水道"堵了，但是千万不能乱用泻药！我们将从便秘的原因和泻药的危害性来分析。

一、中医趣谈便秘

1. 津枯肠燥型（水少型）

胃肠道津液亏损，大便干结，形成此种类型便秘。肠道相当于航道，糟粕是船，水少则搁浅，所谓"无水舟停"。

这种类型的便秘多因饮食不节，损伤胃气所致，再加上平时饮水少、多食辛辣油腻的食物，助火邪耗散胃肠道津液，故而"无水舟停"。同时还伴有小便量少、色黄赤，皮肤燥涩，五心烦热或午后潮热，口干，舌红无苔等症状。

此时当以"增水行舟"，例如中药方剂中的增液汤。而症状较轻者，可在煮粥时加入适量的麻子仁。

2. 痰湿壅盛型

这种类型便秘的人平时多食肥甘厚味，导致体内痰湿壅盛，使得圆润、通畅的肠壁上附着厚厚的"油"及垃圾。还常伴有形体肥胖，肚子大，舌苔厚腻，大便秘结、黏腻不爽等症状。

解决此种类型便秘最好的方法就是"祛油"，怎么祛油呢？

用取象比类的方法来说，肠道相当于厨房的下水道，管道被油堵住了怎么办呢？有生活经验的人可能知道，倒上一盆热水，就能把管壁上附着的油给化开了，下水道也就通畅了。

"病痰饮者，当以温药和之"（《金匮要略·痰饮咳嗽病脉证并治》），故以振奋阳气为主，例如我们工作室的丸药"浊毒清"就可以帮肠道"刮油"。

3. 动力不足型

这种类型的便秘是因患者无力排便，向下推导的力量不够，糟粕内停而引发。也就是动力不足的表现，常常伴有气短乏力等症状。

此种类型的便秘，建议西药可以选用促进胃肠蠕动的药物，如吗丁啉；工作室又有自制丸药"润肠通便丸"能够解决它。

小科普：润肠通便丸适用于两种类型的便秘，第一种是动力不足型，第二种是津枯肠燥型（水少型）。

4. 寒热交结型

大便是有形的东西，易与寒、热交结，这就是寒热交结型便秘，分为寒秘、热秘。

从中医角度，当与寒交结时，需要用热药；与热交结时，需要用寒药。这正体现了"治病必求于本"的原则。

生活中，许多患者在不清楚自己便秘所属类型的情况下，就盲目用药。如有的患者属于冷秘，却一直在服用泻热通腑的大黄、番泻叶等药物，出现拉肚子的反应，自以为这是"好事儿"，实则会导致便秘进一步加重。这是为什么？

中医上虽讲"非寒不泻"，但是久用寒凉类的泻药，会使肠道过寒，寒重后肠道里的水液就会凝结成冰块，流动的津液变少，冰块越来越多，肠道越来越窄，最后堵死，进而加重便秘，形成恶性循环。

所以弄清自己属于哪一种类型便秘非常重要。

5. 宿便堆积型

此类型的便秘就是指肠道内大便堆积过多，多由生活中饮食习惯不好引起，饥一顿饱一顿，或吃得过多，结果造成肠道宿便堆积，还可伴有腹胀、泛酸、嘴里有腐臭味等症状。

建议选择一些消食化滞的中成药，比如保和丸、四磨汤等。

需要注意的是，便秘不仅仅是肠道的事，还会由其他脏腑的功能异常所引起。所以当你大便不通畅或长时间不大便时，千万不要盲目地用泻药！长期使用泻药还会对身体产生严重危害。

二、长期服用泻药的危害

1. 长期服用泻药，会产生严重的药物依赖性，导致自身的胃肠道功能下降。众所周知，"用进废退"，最后可能发展为顽固性便秘。

2. 刺激性泻药中含有"蒽菎"的化合物，长期使用可能会导致结肠黑变病。什么是结肠黑变病？通俗地讲就是肠道的癌前病变，再往下发展，就会有癌变的可能。

3. 长期服用泻药会使肠道生态内环境遭到破坏，菌群失调，肠腔内正常 pH 值发生改变，肠道内大量水分丢失，患者会出现腹泻症状。严重者，甚至会导致脱水，有的还会出现肠道感染。

故此，针对便秘不要盲目地用泻药，要根据以上所述辨证用药，或求助专业的医生进行治疗。

三、中医教你通便不用泻药

1. 饮食

吃饭要干稀搭配，多食富含粗纤维的食物，如玉米、紫米、蔬菜等；多食用具有润肠通便作用的食物，如黑芝麻、坚果、蜂蜜等。每日饮水量在 1500mL

左右。

2. 摩腹

围绕肚脐周围顺时针按摩 30 次。因为肠道的运行也是相同方向，所以摩腹能够起到帮助大肠推导糟粕的作用，如果向相反方向按摩会起反作用。

3. 推八髎

可以自上而下地推擦八髎（相当于腰骶部位），以局部皮肤温热为度，使热内透，温通大便。

4. 改变习惯

改变久坐不经常运动的习惯，动一动，肠道也会运动；还可以多做腹式呼吸、排便等动作，有助于排便；养成每天定时排便的习惯，不要因为赖床错过最佳排便时间，即早上 5 ～ 7 时。

盆腔炎如何调理

患者疑问："高老师，我今年 30 岁，得慢性盆腔炎 2 年了，多次去医院治疗，但病情总是反反复复，今特向您请教，中医对此病有什么好办法吗？"

其实这个患者的问题，也代表很多育龄期妇女的心声。本病发病率高，缠绵难愈，且易反复发作，也是导致不孕、异位妊娠的元凶之一。因此，很多深受盆腔炎折磨的女性朋友都十分想了解本病的治疗方法和预防措施。下面我就为大家讲讲盆腔炎。

一、什么是盆腔炎

盆腔炎是已婚妇女常见的一种妇科炎症。如果您身体出现了下腹持续性疼痛、发热、阴道分泌物增多，活动或性交后加重，或伴有低热、易感疲乏，或伴下腹坠腰痛、腹部包块等症状，这些说明你可能患了盆腔炎。为了有效确诊盆腔炎类型和严重程度，还需要去医院做相关检查。

目前西医对本病的治疗多以抗生素为主，但长期应用会产生耐药性，长期疗效欠佳。而中医则以整体观念，辨证论治，综合运用内服、外敷、艾灸等疗法，效果尚佳。

二、中医内调

中医认为，盆腔炎是因血室正开，胞宫空虚，如产后、流产后、宫腔内手术后，或经期卫生保健不当，使湿热之邪内侵所致；或因急性期治疗不当，余邪未尽，瘀阻冲任，以致气血失衡，脏腑经络受累日久，温热邪毒壅结下焦而成。在急性期，多清热解毒；在病情缓解期，多通调气血。

典型病例：盆腔炎反复发作 2 年

患者张某，女，31 岁。患者自述因 2 年前小产后，护养不当，患上盆腔炎，病情反复发作，近半月来，下腹痛伴腰痛，白带量多、色黄、质稠，小便短赤，感觉浑身乏力，纳差，嗳气，睡眠质量差。其舌红有瘀点，苔黄厚，脉滑数。四诊合参，辨证为湿热瘀结证。患者小产后余邪未尽，湿热内侵，正气未复，气血阻滞，阻于少腹则腹痛、带下日久，缠绵难愈。因此，予以清热利湿、化瘀止痛之汤药，配合自制的坤浊清丸药，很快痊愈。

三、妙用外治

1. 中药热敷

中药热敷能使得药物直接透过皮肤到达病所，并迅速发挥其功效，疗效显著。此法需找专家开处适合自己证型的热敷中药，将中药研磨成粉，加入大青盐、黄酒，搅拌均匀后，装入布袋，上锅蒸 40 ～ 60 分钟，趁热敷于患处。

2. 中药足浴

药方：桂枝 10g，苦参 15g，柴胡 10g，丹参 30g，乌药 15g，当归 15g，赤芍 20g，玫瑰花 10g，薏苡仁 30g。

方法：将中药煎好后倒入足浴盆，水量为 1000 ～ 2000mL，用温度计测水温，40℃左右，浸泡20分钟，一天1次，两周为一疗程。注意药液要每天更换，这个方子也不是一成不变的，还是要根据证型的不同适度加减。

3. 针灸疗法

针灸疗法通过针刺腧穴，以疏通经络气血，调节脏腑阴阳，达到治疗的目的。常用穴位有中脘、天枢、关元、子宫、足三里、三阴交等穴位。

除此之外，还有中药灌肠、推拿、阴道侧穹窿封闭、中药离子导入等疗法帮助我们恢复健康。

四、预防与保健

对于盆腔炎这种疾病，预防的效果要明显优于治疗，做好预防措施，就能在很大程度上避免盆腔炎。

1. 拥有良好的生活方式

健康的身体，离不开健康的生活方式。生活中，我们要有良好的作息时间，不要熬夜；适量运动，增强体质。饮食上，多吃高热量、高蛋白、易消化的食物，如黄豆、花生、豆腐、豆浆、动物肝脏、鱼类、甜瓜、燕麦等，不吃生冷、辛辣刺激的食物。

2. 避免各种感染途径

（1）细菌都喜欢潮湿的地方，所以要保持隐私部位的卫生清洁，做到干燥干爽。建议不妨每晚进行外阴清洗，专盆专用，减少交叉感染的风险。与此同时，还要注意不要过度清洗阴道，否则会导致阴道酸碱度失衡，诱发妇科疾病。

在月经期或人流术后，以及上、取环等妇科手术后的阴道流血时，要禁止性生活，禁止游泳、盆浴、洗桑拿浴，因为此时机体抵抗力下降，致病菌易乘虚而入，造成感染。

（2）一定要保证性生活的卫生，在进行性生活前，男女双方要彻底进行清洁阴部，尤其是男性，应该彻底清洗阴茎，避免包皮垢中的细菌引发女性宫腔感染。另外在性生活结束后也应该进行适当的清洁工作。

3. 保持愉悦的心情

由于这个病是一个慢性病，情志的调节也很重要，所以患者要保持平稳、快乐的情绪，树立战胜疾病的信心，从而分散对疼痛的注意力，促进疾病的恢复。

盆腔炎防治小妙招：

1. 药膳

槐花 10g，薏苡仁 20g，冬瓜仁 20g，水煎去渣，取汁，加入大米 50～100g，煮粥食用。适用于各型盆腔炎的加减应用。

2. 药茶

（1）红花青皮茶：适量红花、青皮，洗干净后放入砂锅中，并加入凉水，开火煮 30 分钟，然后将药液当茶喝，可以很好地缓解盆腔炎所带来的疼痛。

（2）荔枝核蜜茶：将荔枝核洗干净，放在砂锅里面加水后熬煮，将熬过的水倒出来加入蜂蜜，直接饮用即可，具有利湿止痛的效果。

子宫肌瘤一定要切掉吗

一听到"瘤"，相信很多患者会恐慌不已，因为人们普遍认为子宫肌瘤需要通过手术将"瘤"切掉。子宫肌瘤一定要切掉吗？基于这一问题，我给大家讲讲子宫肌瘤是怎么回事，什么情况下可以不切，什么情况下建议切掉，以及中西医大体的治疗方向。

一、子宫肌瘤是怎么回事

子宫肌瘤是女性生殖器官中常见的良性肿瘤之一，好发于 30～50 岁的女性，以育龄期最为多见。一般情况下，绝经后的子宫肌瘤趋向于萎缩、变小，甚至有消失的可能。

1. 从症状上讲

子宫肌瘤的患者早期多无症状，大多在体检时被发现。临床上常见的症状有：经量增多、经期延长，下腹包块，尿频、尿急、排尿困难、尿潴留，便秘，白带增多，不孕，继发性贫血等。在日常生活中，当我们出现这些症状时，就应该警惕子宫肌瘤，及时就医并积极治疗。

2. 从易患人群上讲

激素失衡是子宫肌瘤发生的高风险因素，比如未生育过的女性，她们得不到孕激素及时有效的保护，很容易发生激素依赖性疾病，子宫肌瘤就是其中一种；或者性生活失调的女性，容易引起激素分泌紊乱，导致盆腔慢性充血，诱发子宫肌瘤；或是情绪抑郁的中年女性，面对现今社会工作和家庭的双重精神压力，抑郁情绪加剧，促使雌激素分泌量增多，进而刺激子宫而形成子宫肌瘤。

二、子宫肌瘤是否应该切除

关于子宫肌瘤，有些人可能认为手术切除效果好，这样可以做到一劳永逸，但我认为应该分两种情况。

情况一：考虑观察，保守治疗

（1）无症状及近绝经期患者：一般来说，如果身体上无症状，是体检时才偶然发现的，而且子宫肌瘤小（＜5cm）的患者可不治疗，尤其是近绝经期的患者，因为绝经后，肌瘤会逐渐萎缩。每3～6个月到医院进行复查即可，若出现症状再进行相应治疗。

（2）孕期遇上子宫肌瘤者：孕期无症状者，一般不需特殊处理，定期做产检，严密观察。但是如果此期间出现"红色样变"就要注意了，这种病变会引起腹痛、发热、恶心、呕吐等，肌瘤也会有明显增大。因为孕期比较特殊，一般都是采取保守治疗。

情况二：考虑手术治疗

如果出现以下情况，可考虑手术治疗：①月经过量致继发性贫血，药物治疗无效；②由蒂肌瘤扭转引起的急性腹痛；③子宫肌瘤体积过大，出现膀胱、直肠的相关症状；④能确定不孕或反复流产的唯一病因是子宫肌瘤，而且当子宫肌瘤已经影响到我们正常生活或者有恶变的可能时，也需要考虑手术。

三、不做手术如何治疗

中医治疗子宫肌瘤效果也是很不错的，我一般会采用中药内调和温针灸外治结合的方法。

1. 中药内治法

子宫肌瘤归属于中医"癥瘕"（腹中结块的病）范畴。"无瘀不成癥"，再结合多数子宫肌瘤患者都有经血色紫暗有血块、舌质紫暗或有瘀斑瘀点等血瘀证的表现，可以发现"瘀"始终贯穿本病。活血化瘀、软坚散结是本病的治疗大法，具体吃什么方药我们需要找专家辨证论治。

典型病例：子宫肌瘤

患者李某，女，38岁。近2年来，经期逐渐延长至10～15天，月经量倍增，去医院检查为子宫肌瘤，遂来就诊。四诊得知，患者小腹包块坚硬，胀痛拒按，月经量多，经行不畅、色紫暗有块，胸胁胀闷，小腹胀痛；舌边有瘀点，苔薄白，脉弦涩。辨证属于气滞血瘀证，予以行气活血、化瘀消癥的汤药，结合温针灸外治疗法。患者治疗半年后去医院复查，发现子宫肌瘤明显减小。患者反馈，其他不适症状也均有好转。

2. 温针灸外治法

中医认为，子宫肌瘤的病因，一个是"虚"，一个是"瘀"。对于这种病，艾灸的效果是很好的，因为艾灸是至阳之物，既能温通，又能祛瘀。温针灸就是一个很好的选择，渗透力很强，能很快到达病所。温针灸选穴：中脘、天枢、关元、子宫、足三里、三阴交（图27），再结合艾灸八髎，效果更佳。

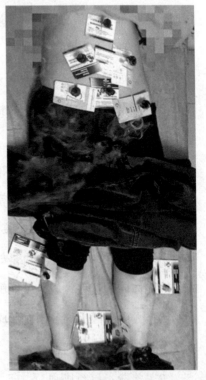

图27　温针灸治疗

此外，我们还应做好防护，比如30～50岁妇女应3～6个月进行一次妇科普查，有肌瘤者应慎用性激素制剂，绝经后肌瘤继续增大者应注意发生恶变可能。

怀孕如"种地"

关于怀孕，我把它比作种地。我们种地要想长出苗来，一是和女性子宫这块"土地"有关，二是和男性的"种子"有关。让我们分别从女性和男性的角度上来看看。

一、女性角度——土地

通俗地讲，怀孕的过程就是受精卵的着床和受精卵成长为婴儿的过程，而受精卵着床的部位就是女性的"土地"——胞宫。种子（受精卵）长得好不好，首先要看"土地"好不好。

第一，如果你在冬天撒种子能长出苗吗？土地及土地的营养都被寒冷"冻"住了，不适合种子的生长。这种情况就属于胞宫过寒，这个时候需要用温法，要暖宫。

第二，如果这个"土地"太硬，如在大石头缝里头撒种子能长出来吗？不能。胞宫也是如此，这就需要"松土"，中医认为木疏土，故此也就是需要疏肝。

第三，我们说这个地是盐碱地，地面上都是垃圾，这样的土地能长出苗来吗？不能。女性的"土地"也是如此。这个垃圾在中医当中就是痰湿和瘀血，此时应清除体内的这些垃圾，就能解决问题了。而其中以瘀血的治疗为例，又有不同的治疗方向，因为导致瘀血形成的原因有很多种，常见的有以下四种。

（1）气虚：气虚则运血无力，造成血液瘀滞，可以用一些黄芪以补气行血。

（2）气滞：气行则血行，气滞则血瘀。《血证论·吐血》说："气为血之帅，血随之而运行。"统帅往前走的力量被困遏住了，称之为气滞血瘀，可以用一些川芎以行气通滞、活血祛瘀。

（3）血寒：血是有形的东西，血得寒则凝。《医林改错·积块》说："血受寒则凝结成块。"这个时候我们就要温之，比如温针灸。

（4）血热：血热互结，煎灼血中津液，使血液黏稠而运行不畅。《医林改错·积块》说："血受热则煎熬成块。"就比如在家里熬粥，熬过火了，水越来越少，温度越来越高，粥会越来越稠。

第四，"冻土"被化了，土地也松软了，垃圾也去掉了，此时还差养分。养分从哪里来？答案是脾胃，脾胃为气血生化之源，或是小肠将外在的东西转化为自身的营养。

女性"土地"好的标志就是正常而有规律的月经，这是女性生殖机能成熟，具备孕、产能力的重要标志。我在调整女性月经的时候，需要望闻问切，四诊合参，分析是哪种情况导致的，再辨证论治，治疗至少要3个月经周期，每个周期7～10天。如此下去，胞宫经气畅通，养分充足，才适宜播种。

二、男性角度——种子

如果土地没有问题了，万事俱备，只差种子。种地的都知道，"好种出好苗，好花结好桃"。怀孕的前提条件是有"种子"，且"种子"要好。"种子"不能歪瓜裂枣，否则不能长苗，或者无法长出好苗。

在临床当中，男性不育患者的血精特别多，单从血精这个方面就已经影响它的功能，是一种异常的表现。女性的阳位于上，所以乳汁是白色的；男性的阳位于下，所以男子的精液是白色的。中医认为，精血同源，精液是由血受小肠火蒸化而成，而血精就是因为小肠的火不旺了，精液呈现血一般的红色。所以血精并不意味着人体有内热，而是有寒。

当然，男性精子的问题还要看畸形率，畸形率就和血精不一样了，畸形率特别高，往往和湿热下注、热扰精室有关。

中医辨证到位，使得好地配好种，怀孕就是水到渠成的事了！

肆　四肢躯干

动一动，养养你的"精气神"

人有一种战斗力，叫作"精气神"。但凡"精气神"十足的人，总是信心满满，做任何事都充满动力，毫无疲劳之感；反之，则精神不振，目光少彩，心神不定，做任何事都没有劲。因此，养"精气神"就变得极为重要。

一、"人之三宝"——精、气、神

天有三宝日、月、星，地有三宝水、火、风，人亦有三宝，即精、气、神。

1. 人始于精

人始生，先成精，人身之精根源于先天之精，即禀受的父母之精，藏于肾中，决定着每个人的体质、生长发育，在一定程度上还影响着寿命。同时人体还需后天之精的补充和濡养，即营养物质。先天不足会出现发育迟缓、身体矮小、智力低下、骨骼痿软等情况；后天之精充养不足，则会出现面黄肌瘦。

2. 人活于气

俗话说"人活一口气"，气也是人的根本。气由精所化，亦有先、后天之分。先天之气即元气，藏于肾中，是维持人体生命活动的基本物质和动力；而后天之气由后天之精所化生，如宗气、卫气、营气，具有温煦全身、护卫人体、抗御邪气等功能。

3. 人行于神

《灵枢·本神》中提到"两精相搏谓之神"。"两精"指的是阴阳二精，意思是阴阳两精相结合而产生的生命活力，叫作"神"。

神主宰人的生命活动，调节精气血津液的代谢，调节脏腑的生理功能。得神者生，失神者死。当某个人躺在病床上表现为两眼无神、面色晦暗、表情淡漠、气息进少出多的时候，我们就知道这个人快不行了。

由上可知，生命起源是"精"，维持生命的动力是"气"，而"神"是生命活动的主宰，三者共主生命，故中医有"精脱者死，气脱者死，失神者死"之说。

二、动动肢体，养精气神

调养"精气神"，除了我们熟知的药物、睡眠、按摩外，还可以通过肢体的动作达到调养的效果。

1. 扭腰部

调养"精气神"，重在养精。肾藏精，而肾位于腰部，居于脊柱两侧。中医称腰为"肾之府"，腰部活动不利、腰痛与肾气渐衰有一定的关系。而活动腰部能够有效地加强肾的功能，有利于"精"的固守，增强肾中元气。

生活中，我们可以通过扭腰来强肾养精，具体方法：①双脚开立，与肩同宽，身体略微向前倾，双脚脚趾向下抓住地面。②双手交于肚脐前，双肘自然弯曲至90°左右。③以脊椎为轴心，两胯带动整个臀部扭动，经过身体左侧、后方、右侧，再从右侧回到左侧，形成一个半圆形轨迹，动作宜缓，好像做呼啦圈一样，过程中双手、肘的位置固定不变。

以上动作连续做20圈，动作尽量放缓，每天做3次或多次，采用腹式呼吸。

2. 动脊背

背为阳，背部正中有一条人体很重要的经脉，即督脉。

督脉起于胞中，下出会阴，沿背部正中上行，于腰中络肾，至颠顶入脑内。而且胞中为精气所聚之所，脑为"元神之府"，与肾气相通，肾藏精。因此，督脉为"精气神"联系的重要通道之一。现代人"精气神"不足并不见得是因营养不足，或睡眠不足所致，还可能是因精气神分离，无法相互滋生、助长所致。疏通督脉经气，气血畅通，建立起三者的联系，则人会感觉头脑聪明，精力旺盛。

生活中，我们可以通过撞背或滚背或拍背来疏通背部督脉，具体方法：①撞背。背部靠墙放松站立，背部向后撞击墙壁，力度适中，待身体弹回再次撞击墙壁。②滚背。双手抱膝，坐于板床或瑜伽垫上，然后向后滚动。③拍背。使用工具或他人协助，从腰骶部由下而上，拍至大椎。

以上操作，每天 10 分钟，力度要适中，切不可认为力度越大越好，力度过大会伤及身体。

此外，阳光明媚时，更应该多晒晒背。并且，督脉有一命门穴，同时按揉或虚掌拍击 2 ~ 3 分钟，有培元固本、强健腰膝的作用。

3. 中医传统导引术

中医的传统导引术通过肢体运动、呼吸运动和自我按摩，来达到身心并练、内外兼修、调和气血的目的。比如五禽戏、太极拳、八段锦等导引术，动作简单而缓慢，更有益于人体，关键在于坚持。动起来，调养我们的"精气神"！

你的肾"虚"吗

肾对人体非常重要，就如树根对树一样。养肾也是人们茶余饭后讨论的话题，但人们对于肾的了解并不是很多。今天我就带大家一探"肾"的究竟。

一、肾的"简历"

1. 职位——作强之官

《素问·灵兰秘典论》云："肾者，作强之官。"生活中，我们干农活或运动，最大的发力点是腰，而肾就在腰部，给予腰力量。中医认为，肾气通于脑，肾精充足脑力才会充沛，智力才会高。

2. 职能——藏精、主水、主纳气

（1）肾藏精：肾能够贮存、封藏人身之精，防止"精"的无故流失。肾中藏有先天之精，精化气，肾气渐渐充盛，牙齿头发等开始生长，人的生殖功能也渐渐完善。只有受到肾中精气的支持，才能具备生育能力。而当年龄过高、肾中精气衰减时，身体会逐渐衰老，生育能力也自然下降。

（2）肾主水：是指肾主宰体内津液的输布和排泄的平衡，如尿液的产生与排泄。肾主水是依赖肾的气化作用实现的，当肾气不足时，体内水液出现异常，导致水肿、尿少或尿多等症状。

（3）肾主纳气：是指肾具有维持正常呼吸的功能，即呼吸在肾的作用下变得气息深长。曾有一名慢性心肺功能不全的患者，其气息短促，呼吸表浅，活动后出现喘息不适、呼多吸少，这就是肾不纳气的表现。

3. 绰号——水火之宅

肾脏内藏元阴、元阳（元阴、元阳分别是体内阴阳二气的根本），故被称为"水火之宅"。肾藏精，精化气，气分阴阳，肾阴濡养全身，肾阳温煦全身。

二、肾"虚"发出的信号

肾的功能如此强大，那么肾"虚"了，身体会出现哪些的信号呢？

1. 腰痛酸软

腰是肾的府邸，受肾之精气的濡养。肾精充足，则腰脊有力。若肾"虚"了，腰部脉络失去濡养或温煦，会出现腰部酸软疼痛，疼痛隐隐缠绵，酸胀乏力。

典型病例：肾阳虚腰痛

曾有一名患者，腰部酸痛1个月，还伴有腰部喜按、喜暖，腿膝酸软，头晕，耳鸣，手足欠温，少气乏力，舌淡胖苔白，脉沉弱。这就是肾"虚"引起的腰痛，而且是肾阳虚不能温养腰府所致。于是予以温补肾阳的药物治疗，服用后腰痛明显减轻。

2. 五更泻

五更泻，即凌晨3～5点拉肚子。这是因为"天人相应"的影响。黎明之前，自然阳气复苏，人体内阳气受到感召开始振作，与阴寒之气抗争，而此时人体出现泄泻，就是通过排便来驱逐一部分阴寒之气；同时也是因为肾阳不温煦脾土，运化失常所致。

典型病例：阳虚泄泻

某患者腹泻一周找我诊治。四诊得知，其每天于凌晨4点左右感觉腹中疼痛，解后痛减，其余时间未有不适，喜喝热饮，手足欠温，舌苔白，脉沉。这是肾阳虚，因肾阳虚衰，不能温煦脾土，运化失常所致。予以温肾止泻汤药治疗，服药当天腹泻明显好转。

3. 起夜多

晚上睡觉小便次数增多，俗称"起夜多"，这也是肾"虚"的信号之一，是因为肾主水的功能异常了。假如夜间睡觉小便次数超过2次，需要考虑肾虚的可能。

4. 脱发、白发

头发的生长，根源于肾，肾精化血，精血旺盛，则头发浓密润泽。并且"肾其华在发"，意思是肾精的盛衰可显露于头发。当肾"虚"时，头发失去了"土壤"，就开始变得无光泽，变白，甚至脱发。

5. 其他信号

人体出现眼睑水肿、黑眼圈加重，或面色黧黑、耳轮焦黑，或牙龈萎缩、松动，或头晕耳鸣、失眠多梦，或健忘、记忆力下降、精气神差等表现，都可能是肾"虚"所发出的信号。

这些信号需要我们密切关注，及时治疗，使肾不再"虚"。但肾虚分阴虚、阳虚，须辨别清楚，才能进行针对性地补肾。

三、肾虚如何补

无论是肾阳虚，还是肾阴虚，都有共同的表现，即腰膝酸软或疼痛、头晕耳鸣、夜尿增多、多梦等症状。

1. 补肾阳虚

肾阳虚有别于肾阴虚的表现是偏于"寒"，如畏寒怕冷、手脚冰凉、舌质淡、苔白等。同时肾阳虚还伴有自汗、男子阳痿、女子宫寒不孕及经少、经闭等表现。

生活中，肾阳虚患者可以多吃羊肉、牛肉、韭菜、辣椒、葱、姜、龙眼等温补肾阳之物，也可以在医生指导下服用金匮肾气丸，或腰部艾灸补阳益肾散寒。如果经常五更泄泻，可以服用四神丸温肾散寒止泻。

2. 补肾阴虚

肾阴虚则偏于"热"的症状，如潮热盗汗、五心烦热、咽干颧红、尿黄便干、舌红少津等，男子肾阴虚还可伴有阳强易举、遗精，女子则是经少经闭，或见崩漏。

肾阴虚的人可以食用鸭肉、甲鱼、藕、莲子、百合、枸杞子、木耳、葡萄、桑椹子、山药等食物，也可在医生指导下服用六味地黄丸。

当然，肾虚也可能不是单纯的肾阴虚、肾阳虚，还可能是肾阴阳两虚或肾中精气不足的情况。因此，出现肾虚的信号后，简单调养效果不大时，应立即找专家制定相应的治疗方案。

肾虚防治小妙招

1. 热水泡脚

足浴水温应在40℃左右，泡5分钟以上，双脚还须不停地互相摩擦。足浴可以刺激足部肾经的穴位，具有一定的养肾作用。

2. 按揉涌泉

涌泉穴，位于卷足时足前部的凹陷处，是肾经的要穴，通于肾。经常按揉涌泉，能够起到强肾的效果。

我们日常还可以扭腰进行强肾（扭腰方法见于《动一动，养养你的"精气神"》）。

僵硬的背部是对健康的警告

情景再现：

夏天，曾有一名职业为程序员的患者，每天端坐在电脑前工作，天气热就坐在了空调下。近几天背部拘急僵硬，活动受限，于是来就诊。

这个患者为什么背部会僵硬呢？是因为脊背被"寒"冻起来了。科学技术是一把双刃剑，带给我们便利的同时，也给人们造成了很多弊端，长期开空调、守电脑，会出现背部僵硬的情况。身体有病会自己说话，僵硬的背部是对健康的警告。

一、中医谈背部僵硬

中医认为，"腹为阴，背为阳"。背部分布着很多阳经，其代表就是督脉和足太阳膀胱经。（图28）

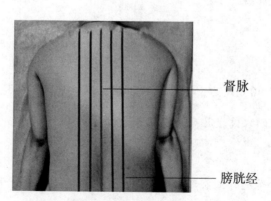

督脉

膀胱经

图28　后背五条阳经线（两线之间1.5寸）

背部喜温恶凉，背部温暖，经络通畅，经气流利，活动才灵活。若受寒邪侵袭，背部经气就像冬天的河水一样被寒"冻"住，流行不畅，于是就出现拘急僵硬的症状。所以生活中要注意防寒，既要防天寒，也要防人造寒（空调），还要避免汗出受风寒。

当然，背部僵硬也与大家日常端坐在电脑前有关。动为阳，静为阴，长时间不活动，气血运行就会凝滞，导致经络不通，所以会出现背部僵硬。

二、僵硬的背对健康有哪些警告

颈项部僵硬拘急，可以考虑是足太阳膀胱经受邪。如果还伴有颈背部发紧、僵硬、怕冷等症状时，可以采取以下措施，及早将病邪祛除。

除此之外，中医认为体内的变化会通过经络反映于体表，背部足太阳膀胱经有许多脏腑对应的背俞穴，如肺俞，它们位于对应的脊椎棘突下旁开 1.5 寸的位置。若这些背俞穴附近出现局部的僵硬、硬结、压痛、隆起或其他异常，这可能预兆你体内脏腑出现了病变。

脏腑背俞穴口诀

肺三包四心俞五，督六膈七八下无；九肝十胆脾胃俞，十三三焦十四肾；大肠十六关元七，骶后孔中小肠一，膀胱十九骶后中。

例如肺俞出现索状结节并伴有压痛者，很可能肺部有异常，比如有咳嗽、气急、肺热胸痛等；心俞若有棱状结节，伴有显著压痛，可能会有心悸、怔忡等心系症状；肝俞若有棱状结节兼有明显压痛，则常见头晕、失眠、心烦不宁等症。

同时脏腑有疾病，也可以从背部对应的腧穴进行防治，如腹胀、呕吐、泄泻等脾胃病，可以在脾俞上进行艾灸治疗。

三、背部僵硬防治

1. 刮痧为你"解冻"背部

刮五条线，分别是背部正中、正中两侧旁开 1.5 寸、正中两侧肩胛骨下（图 29），先正中线，再两侧。先涂抹刮痧油，再用刮痧板的一角，板身与皮肤成 45°角，紧靠皮肤，自上而下进行刮拭，可结合拔罐进行治疗（图 30）。若为寒邪侵袭所致还可结合艾灸，用艾灸盒于颈背部脊柱和两侧的膀胱经艾灸，20 ～ 30 分钟即可，有温阳散寒之效。

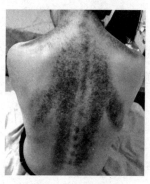 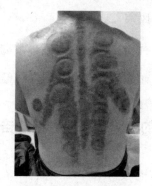

图 29　后背刮痧图　　　　　图 30　后背刮痧拔罐图

刮痧的注意事项：①刮痧前最好饮一杯温开水（最好为淡糖水），并休息 15 ～ 20 分钟。②刮痧后 24 小时内忌洗澡，且避寒避风，注意保暖。③刮痧程度以发红为宜，不必强求出痧点。对于日常家庭保健刮痧、拔罐，以自我感觉舒服为原则。若无操作经验，可找专业人士进行操作或指导。

友情提示：若风寒引起的项背僵硬，生姜、葱白、香菜（连香菜根一起）煮水喝，配合刮痧能够有效驱散表邪。

2. 动以"解冻"

无论是工作还是闲时，一套简便的动作能给你僵硬的背部"解冻"。动一动背脊，借助工具进行撞背、拍背或滚背。

3. 改变"用背"习惯

（1）调整工作装备：第一件装备是椅子，椅子要有靠背且高度要适合自己，比如腿自然下垂及背靠椅子上，膝部略低于臀部，就是一种最舒服的姿势。第二件装备就是电脑，须调整电脑显示屏的角度，使其位于视线的正前方。

（2）增加工作"运动"：长时间端坐在电脑前，应每半个小时休息一下，站直身体，双手叉腰，做上半身前伸、后倾、左右侧倾动作，动作应缓慢而柔和，并且还要每一个小时站起来四处活动一下。

（3）保持良好的坐姿：俗话说"站如松，坐如钟"，正确的坐姿就是坐下时上半身挺直，头部端正，脊柱处于自然中立的位置。

（4）背部辅助支撑：准备一个普通的靠枕或靠垫，将其放在背下部，可以为背下部提供支撑，减轻对肌肉的过多压力。

最后，长时间的工作势必会使背部劳累，闲暇时多出门走走，还可以舒缓心情。

典型病例：背部受寒拘急僵硬

曾有一名患者背部拘急僵硬找我诊治。四诊得知，前夜受寒后出现背部发紧、僵硬，畏寒怕冷，鼻流清涕，无汗，舌淡苔白。这是因寒邪侵袭太阳经表所致，于背部膀胱经进行刮痧，并开处方药。患者服一剂药后反馈，症状消失。

颈椎病是如何"炼成"的

随着人们生活方式的改变，接触电脑、手机等电子设备的时间变长，"低头族""手机党"日渐增多，颈部长期保持一个姿势，活动减少。但是你知道吗？长时间低头会让颈椎承受重压，增加了患颈椎病的风险（图31）。那么我们应该如何防治颈椎病呢？

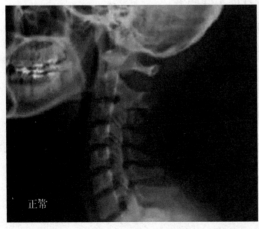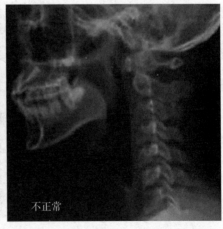

正常　　　　　　　　　　　　　不正常

图31　正常颈椎与异常颈椎

一、认识颈椎

颈椎上承头颅，下接躯干，既是脊椎中活动最多部位，也是神经中枢最重要部位，更是心脑血管流通的必经之路。大家可能认为，我们的颈椎是直的，其实这是错误的。我们的颈椎从侧面看是呈"C"型的，医学上叫"生理曲度"。（图32）

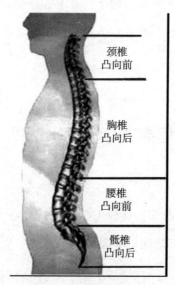

颈椎
凸向前

胸椎
凸向后

腰椎
凸向前

骶椎
凸向后

图32　脊柱四曲

小贴士：脊椎生理曲度

人体脊柱有四个生理性弯曲，分别是颈曲、胸曲、腰曲、骶曲，其中颈曲和腰曲凸向前，胸曲和骶曲凸向后，这样的结构有利于人体直立行走，对一些冲击能够起到缓冲的作用。

如果长期低头，负责前屈的肌肉力量持续增加，而反方向的肌肉力量会减弱，时间一长，颈部肌肉的力量就会失衡，使颈椎发生病变，生理曲度变直甚至会反张，继而影响颈椎周围血管、神经、韧带等组织，出现颈部疼痛和僵硬、头痛、手臂麻木及刺痛等一系列症状，这就是我们说的颈椎病。

二、颈椎病从何而来

颈椎病是由多种原因造成的，不同年龄阶段的病因也不尽相同。

1. 年轻人

主要是不良生活方式造成的慢性劳损，比如长期伏案工作、过度使用手机、不良睡姿、躺着看书、爱穿高跟鞋、枕头过高、空调直吹、吸烟等，这些行为都会加速颈椎结构的退变。

2. 中老年人

随着年龄的增大，人体各组织器官也会慢慢走向衰退，椎间盘和椎间关节亦不例外。

除此之外，外伤和颈椎先天性畸形也是造成颈椎病的原因之一。

三、颈椎病的自我调理

颈椎病的调理方法有很多，比如说通过颈部运动，纠正不良的生活习惯，还可以采用中医的一些外治法来自我调节。

1. 颈部运动

可以通过颈椎操或米字操等活动来放松颈部肌肉，缓解颈椎压力。具体步骤如下（图33）：

（1）双掌擦颈：我们先用双掌擦颈部两侧，然后自上而下进行颈部捏按，每捏按3下为1遍，连续捏按8遍。

（2）左顾右盼：头先向左转至极限位，持续3秒钟，再反向做，连续做8遍。

（3）前后点头：头先向前伸至极限位，再向后仰至极限位，持续3秒钟，连续做8遍。

（4）青龙摆尾：头先向左侧屈至

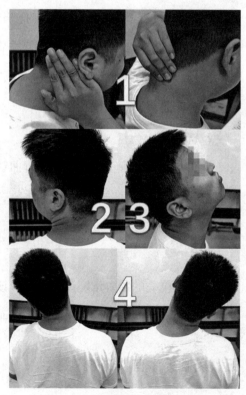

图33　颈部运动示意图

极限位，再反向做，各持续 3 秒钟，连续做 8 遍。

如果觉得颈椎操有点难学，我们也可以用头画"米"字，即以头顶或下颌为笔头，用颈作笔杆，反复书写"米"字，每次书写 5 ～ 10 遍。

注意事项：以上动作要匀速、和缓，切忌用力过猛，以免出现新的损伤。

2. 改变生活方式

我们要尽量避免长时间伏案工作，不要让颈椎长时间维持在一个姿势；还要注重颈肩部的保暖，不要让你的脖子对着空调口或者风扇吹。除此之外，还要注意锻炼身体，适当参加羽毛球、游泳等运动。

四、颈椎病预防从身边做起

治病不如防病，我们如果在日常生活中保持良好的生活习惯，就能大大降低患颈椎病的风险。

1. 睡眠体位

一个良好的睡眠体位，既要维持整个脊柱的生理曲度，又应使睡者感到舒适，方可起到使全身肌肉松弛、疲劳关节恢复的作用。

体位：最好采取侧卧或仰卧，胸、腰部保持自然曲度，双髋及双膝呈屈曲状，不可俯卧。

2. 枕头

枕头是维持头颈正常位置和生理曲线的主要工具。因此，一个理想的枕头应是符合颈椎生理曲度的要求，质地柔软，透气性好，以中间低、两端高的元宝形为佳。枕头不宜过高或过低，一般枕头高度以 8 ～ 15cm 为宜。

3. 床

单从颈椎病的预防角度说，我们应该选择有利于保持脊柱平衡的床铺。床垫有弹性，能够适应脊柱的生理曲线变化而起到调节作用。

五、药酒外涂有"奇效"

威灵仙、当归、细辛、生乳香、姜黄、丹参、白芷、透骨草、紫草、蜈蚣等中药做成药酒，有活血化瘀、通络止痛之效。

方法：先将诸药等量浸泡于 2L 的 75% 酒精中，4 天后过滤，药液装瓶收贮，滤后药渣再用酒精浸泡 4 天，将两次药液混合搅匀即可。用时取药酒适量，揉擦患病颈椎两侧及肩背部软组织，每天 4 次。

除此之外，我们在家还可以采取中药贴敷的方法，选取一些活血化瘀、疏通经络的膏药贴在大椎、肩井等穴位，可以有效地缓解颈部疼痛不适。

如果上述方法症状均不能缓解病痛，要及时就医，以免贻误病情。

摆脱"五十肩"

大家发现没有，现在周围"五十肩"的发病越来越多，而且越来越年轻化。这提示我们应该对"五十肩"的预防提起重视。

一、中医对五十肩的认识

所谓"五十肩"，就是西医中的肩周炎，因好发于 50 岁左右的人群而得名。通俗地讲，就是肩膀痛，中医也称"肩痹"。那为什么会导致肩膀疼痛呢？

1. 正气不足

中医认为，女人"七七"49 岁天癸竭、男人"八八"64 岁精气衰竭，人体开始亏虚，气血不足，自身的修复能力不断降低，甚至一点轻度的劳损都有可能诱发严重的肩关节疼痛。

2. 风寒湿侵入

比如喜欢晨跑，外面很冷，没有好好保护肩关节，或者跑步后出了一身汗，回到家又马上冲个凉水澡，这样的习惯其实是在给你的肩膀疼痛埋雷。可能偶尔一次不会出现什么问题，但长此以往就会出现肩关节疼痛，特别是中老年人，气血亏虚非常容易感受外邪正是中医所说"邪之所凑，其气必虚"！

生活中，大家可以回忆一下有没有相似的做法，比如喜欢穿短袖、喜欢对着空调或电扇吹风、喜欢吃冷饮等，这些不好的习惯可能正在慢慢侵蚀你身体正常的防御体系。

二、分部位诊治肩痛

不同的人得了"五十肩"，其疼痛的部位可能不一样，治疗方法也就不同。

1. 肩膀和肩前部疼痛

此多属手阳明大肠经疼痛，重者疼痛会连及整个手臂，在肩膀前部至食指之间形成一条线。

特点：肩关节活动以抬高和外展障碍为主。

治法：针刺或经常揉按或艾灸二间、曲池等穴，或沿大肠经进行刮痧治疗等可改善症状（具体操作见下文）。

2. 肩胛上缘和肩正中疼痛

此多属于手少阳三焦经疼痛。重者，疼痛会连及整个臂外侧放射至无名指。

特点：肩垂不能举，肘臂屈伸不利，不能做梳头的动作。

治法：经针刺或经常揉按或艾灸天井、中渚、关冲等穴，或沿三焦经进行刮痧治疗等可改善症状（具体操作见下文）。

3. 肩胛骨中央或肩胛部外下缘和肩后部痛

此多属手太阳小肠经疼痛，重者疼痛会连及整个手臂，在肩膀后部至小指之间形成一条线。

特点：肩关节活动受限内收、向后背手障碍为主。

治法：针刺或经常揉按或艾灸小海、后溪等穴，或沿小肠经进行刮痧治疗等可改善症状（具体操作见下文）。

4. 混合型

疼痛部位兼见二型以上者，采取二经同时取穴。

三、中医特色治疗

1. 针灸、艾灸、泥灸

循经辨证：根据自己疼痛的部位选取主要或临近的穴位按揉、艾灸。揉按穴位，至有酸胀感为宜；艾灸以雀啄灸为主，灸至局部发红即可。或者进行泥灸，使热进去以祛除风寒湿的病邪。有条件的，可以到正规中医诊所针灸。

2. 刮痧

据疼痛的部位选择经络刮痧、按摩、走罐来疏通经络。以三焦经为例：从耳后向下过肩胛骨上缘，再沿胳膊外侧中间向下刮。刮痧完毕后，可立即做泥灸，比单纯做泥灸效果增倍。

3. 痹通药酒

内服加疼痛部位外敷，以活血化瘀、疏通经络。

4. 外敷小处方

伸筋草 30g，透骨草 30g，制川乌 30g，制草乌 30g，红花 10g，川椒 10g，艾叶 20g，鸡血藤 60g。加粗盐 3 把，装在布袋中，用微波炉或蒸锅加热后热敷。注意：加热后要放凉到合适温度再热敷，以免烫伤，3 天添一次盐。

治疗的注意事项：①治疗前最好先饮一杯温开水（或淡糖水），并休息 15 ～ 20 分钟。②刮痧、针灸等治疗后的 24 小时内，忌洗澡，头部刮痧最好当日不洗头。避寒避风，注意保暖。③日常家庭保健刮痧、拔罐，以自我感觉舒服为原则。

小贴士：肩关节的科学锻炼动作

（1）肩膀外旋：屈肘 90°，端拳贴身，拳心向上；然后肘尖不动，小臂向外摆，肩关节即为外旋（图 34）。

（2）后扶下蹲：背靠桌子站立，双手后扶于桌边，反复做适度下蹲动作，以加强肩关节的后伸活动。

（3）两手抱头：两手紧抱后脑，两肘拉开，与身体平行，两肘再收拢，夹住头部，周而复始。

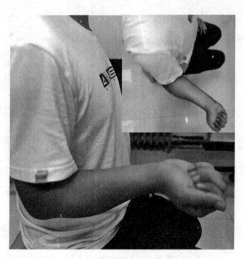

图 34　肩膀外旋

（4）手指爬墙：面对墙壁站立，抬起手臂，用手指沿墙缓缓向上爬动，使上肢尽量高举，达到最大限度，然后徐徐向下回原处。反复进行，逐渐增加高度。

下肢静脉曲张不要慌

下肢静脉曲张，除了筋脉色紫、盘曲突起如蚯蚓状等血管瘀堵表现外，还会慢慢出现下肢酸胀、乏力、沉重等症状，严重者西医建议做手术。而中医防治下肢静脉曲张有妙招。

一、下肢静脉曲张高发人群

1.长时间站立工作的人群，如售货员、空服人员、美发人员、教师、厨师及服务员等。

2.经常坐着、坐姿不当的人，如 IT 人员（互联网技术人员）、司机、办公室白领等。

3.长时间蹲着或跪着工作的人，如汽车维修员、农夫、园艺工作者等。

由于下肢静脉血是从低处往高处流动的，长期站立或蹲着都会增加血液的回流压力，导致血液无法正常回流，血液挤压在腿部形成静脉曲张，而长时间坐着会使全身的血液回流滞缓，引起血液停滞，形成瘀阻。

二、中医有招之内调

静脉血管内血液流动就好似橡皮管内流水一样，假如橡皮管出水端被堵住，就会鼓起一个大大的包，下肢静脉曲张也是如此。血管突起呈青紫色，说明是"瘀"堵住了血管，导致下肢静脉曲张。中医内治第一招就是祛瘀，方药中会开处活血化瘀的药物。

但是，祛瘀并非如此简单，要辨明是怎么形成的瘀。中医治病必求于本，只有从根源入手才能除根。本病的瘀多为寒湿渗注到血脉形成的，痰瘀的清除就是本病的首要驱邪方案。

典型病例：双下肢静脉曲张，酸胀疼痛 5 年

患者李某，男，年轻时喜游泳、爱贪凉，26 岁时就发现双下肢有静脉曲张，但无其他不适，未引起注意。有一次旅游登山后，双下肢出现酸胀感、疼痛，久久不能缓解。多处求治，均未得良方，于是来我处就诊。四诊得知，患者乏力倦怠，下肢轻度肿胀，静脉曲张处颜色青紫，触之较硬，略有冷感，舌紫，苔白腻。此是由寒湿瘀阻所致，予以散寒祛湿、活血化瘀的汤药，结合下肢点刺出血。嘱其清淡饮食、注意保暖，药渣加温水泡脚。患者服药后反馈，症状好转。

老年人出现下肢静脉曲张，多是因年老体弱，诸脏气虚血运无力，气滞血瘀，并且身体机能减弱，无以自行祛除血瘀，久瘀所致。中医内调时，除了祛除病理因素寒湿瘀之外，还会补虚，在此我的临床经验是心脏泵血的功能下降，需要调心脏。

典型病例：老人下肢静脉曲张，四肢冰凉

曾有一位老人来找我治疗下肢静脉曲张。四诊后发现，老人四肢冰凉，喜暖畏寒，腰膝酸软，舌紫暗，苔薄白。此是由阳气亏损、瘀血阻滞所致，给予汤药治疗，结合下肢脉络点刺出血。患者反馈，症状缓解。之后几次方药调整，病情好转。

假如双下肢静脉曲张出现腿脚不利、小腿挛急的情况，我们可以白芍 12g 与炙甘草 12g 熬煮代茶饮，以缓解症状。但是，具体治疗仍需找专业的医生辨证论治。

三、中医有招之外治

放血疗法：古时多采用三棱针或粗而尖锐的针具进行治疗，现在则大多使用注射器的针头将瘀血放出，络脉瘀堵则用采血针点刺出血加拔罐。

典型病例：下肢静脉曲张，脚踝皮肤变黑

患者张某，女，44 岁，20 年前无明显原因开始出现右下肢浅静脉曲张、迂曲，无瘙痒、胀痛，未做任何治疗。之后曲张逐渐加重，久站后酸胀不适，活动后缓解，脚踝部皮肤大面积变黑，于是来就诊。我针对患者情况，予以多次针刺放血治疗，再配合汤药调理。患者服药后酸胀感消失，脚踝部皮肤黑色消除。

四、预防与保养

1. 建议适量进行运动，如散步、快走等活动，加强心主血脉的功能。

2. 避免长时间站立、坐或蹲着，应常让脚抬高，让血液回流不受阻。

3. 下肢静脉曲张容易并发出血、感染，故应保持脚及腿部清洁，并避免外伤造成皮肤破溃。

4. 少食肥甘厚腻辛辣之品，清淡饮食，宜食活血、温性食物，如鸡肉、山楂、紫菜、柚子等。

生活小妙招：

（1）足浴：用温水泡脚，能够加快下肢血液回流，有利于减轻腿部的静脉瘀血，更有助于睡眠。水温不宜超过 40℃。

（2）脚部按摩：洗脚后，双手搓热，轻揉足底及活动脚踝，促进血液循环，尤其要按揉涌泉穴和太溪穴。

（3）揉搓腿部：以双手掌夹住腿部，边转边揉搓，每侧揉动 20 次左右，然后以同法揉搓另一条腿。

下篇

明明白白做养生

三分治七分养

情景再现:

某男患者,30多岁,应酬繁多,不良的生活习惯太多,突发急性心肌梗死,经医院检查为冠状动脉闭塞,行冠状动脉支架植入术。患者术后自觉身体良好,工作上应酬不减,多食肥甘厚味,作息昼夜颠倒,不到一年又突发心肌梗死。检查发现,闭塞部位已不能进行支架手术,于是进行心脏搭桥手术。

可见,病后调养不当造成了该患者疾病的复发并加重。中医讲究"三分治、七分养",所以疾病痊愈的关键在于"养"。

一、中医自古重视"三分治、七分养"

明代刘纯在《误治余论》中这样论述治病关键:"人染疾病,先用开胃汤服之,喝肉汤以补之,或曰七分养也。待其脏腑调和,形体渐安,再以猛药治之,则病根渐去,或曰三分治也。如此应手愈之。若不待脏腑调和,医者投以猛药攻补,病家欲求全生乎,然则九死一生矣。"

意思是说,治疗疾病要先用开胃汤调养脏腑,也就是"七分养";待形体气血充盛,再予以药物治疗,才能祛除病根,即"三分治"。如若不等脏腑调和,直接猛药攻之,患者可能九死一生。

除了三分治和七分养,医嘱是否到位也是影响疾病愈后的关键。《伤寒论》中桂枝汤条文后写道:"服已须臾,啜热稀粥一升余,以助药力。"叮嘱患者服药后需喝热粥,有助于发汗以祛邪。

由此可见,一个好的临证中医大夫一定可以做到"三分治,七分养",才能还患者十分的健康。

二、"养"在自身

《金匮要略》云："若人能养慎，不令邪风干忤经络……房室勿令竭乏，服食节其冷、热、苦、酸、辛、甘，不遗形体有衰，病则无由入其腠理。"其中就提到，如果人能够谨慎养护，避免邪气入侵机体，或者提高正气，自然就不易生病，正所谓"正气存内，邪不可干""邪之所凑，其气必虚"（《素问·评热论》）。如何谨慎养护呢？条文中答道，避免外在六淫之邪的侵袭以及虫兽咬伤，自身生活起居规律，饮食均衡有节，房事节制，这样才不易得病。

中医倡导"上工治未病"，养护到位，才是维系健康的智慧！

以中医防治消渴病（相当于糖尿病）为例，《千金要方》云："消渴……其所慎有三：一饮酒，二房事，三咸食及面，能慎此者，虽不服药而自可无他。不知此者，纵有金丹亦不可救，深思慎之。"其意是说，如果消渴患者能够在饮酒、房事、饮食方面谨慎调控，即使不服药身体也会渐渐自愈；倘若不改变原有的生活方式，纵然有灵丹妙药也救不了。

其他疾病也是如此，比如有心血管疾病的人要少吃盐，《素问·五脏生成》曰："是故多食咸，则脉凝泣而变色。"指出多食咸味的食物会使脉道不通，血行不畅，导致血管堵塞，心脑血管病变产生或加重。

三、七分养的原则

1. "养"的首要原则就是遵医嘱

医生在诊治的过程中会对患者疾病的动态有比较全面的掌握，中医的辨证施养会随着患者病情的演变（病机）而发生变化。拿胃脘痛举例，如果是由受寒引发的，初期医嘱为避寒、吃热性食物、注意保暖等；在没有不适症状后，则要调理脾胃，嘱患者忌食辛辣、油腻、甜凉、难消化的食物，要吃七成饱。遵从医嘱，才能起到"三分治、七分养"的效果，最终达到健康。

2. 养的原则为避"邪"

主要是围绕病邪的祛除，要明确并尽量避免导致疾病发生的因素。例如冬天做好保暖措施，春天不要过早换成薄衣服等。

3. 养生要注重情志调养

《黄帝内经》中多次谈到情志对于人体的影响，长期、强烈的情志刺激会影响身体的康健，引起疾病产生或复发，还会加重病情甚则导致死亡。现代社会压力过重，易产生抑郁、焦虑等。《黄帝内经》提出："恬淡虚无，真气从之，精神内守，病安从来。"保持精神的健康，对于预防疾病和治疗疾病都有很大作用。

4. 养生重饮食——要吃出健康来

饮食要均衡，要节制有度。《黄帝内经》中提出："谷肉果菜，食养尽之，无使过之，伤其正也。"五味调和，不可偏嗜。"五味入口，藏于肠胃，味有所藏，以养五气，气和而生，津液相成，神乃自生。"（《素问·六节藏象论》）饮食不可偏嗜，否则易造成五脏功能失衡，引起疾病。

5. 养生要养阳气

有一分阳气便有一分生机，"动以养阳，静以养阴"。现在很多疾病的发生都与缺乏运动量有关。"每欲小劳，但莫大疲"，每天适当锻炼有助于气血流通，增强体质，还有助于病后身体的恢复。但运动要适度，过度运动会消耗人体的精血。

四、世界卫生组织也讲"七分养"

20 世纪 70 年代，世界卫生组织发表声明，说西医学有不足之处，需要自然医学去补充，并敦促联合国大会要求各国政府研究使用自然疗法。自然医学是以人体健康为核心，不依赖医疗和药物，从生活中找寻对健康有利的方式，这与中医的"三分治、七分养"不谋而合。

综上所述，维持身体健康，治疗仅占三分，重点还是"七分养"。当世界都已经开始重视调养、重视中医的时候，我们自身就更应该行动起来。

你了解"气血"吗

气血是构成人体和维持人体生命活动的精微物质，就好比是种庄稼浇地用的水，水没了庄稼自然就长不好。可见，充足、流畅的气血对我们人体是多么的重要。

一、气血是什么

中医认为，气是人体生命的重要组成部分，是生命构成要素之一。中医上的"气"有很多种。如有抵御病邪侵入，行使卫外职能的气，称之为"卫气"；有循环四周，盈润脏腑四肢百骸的"营气"等（表2）。

类别	分布	功能
元气	根于肾，通过三焦布达全身，内而五脏六腑，外而肌肤孔窍	推动人体的生长和发育，激发和温煦各个脏腑、经络等组织器官的生理活动
宗气	上出于肺，循喉咙而走息道，横贯于心而入于脉	走息道以行呼吸，贯心脉以行气血
营气	运行于脉中，与血同行；内入五脏六腑，外达肢节；终而复始，环周不休	营养全身，组成血液
卫气	运行于脉外，循皮肤之中，分肉之间；熏于肓膜，散于胸腹	防御作用，温养作用，调节汗孔开阖

血，即血液，是运行在脉管中的富含营养的红色液体。它在气的推动作用下，循环不息地运行在脉管中，身体的各项机能的正常进行便是依赖于血液的滋润和荣养。

二、气和血的联系

1. 气为血之帅

首先，气能生血。血的化生离不开气的气化，这里的气化是指血液生成的动力。若气盛，则化生血液充足；气虚，则血的化生受到影响，甚至造成血虚，出现"气血两虚"。表现为懒得言语，身上没劲，脸色苍白，失眠，便溏，女性伴有月经量少等。

其次，气能摄血。血液之所以能在血管内运行而不溢出脉外，就是因为有气的统摄控制作用。统摄作用下降，就会出现牙龈出血、吐血、皮下瘀斑、月经淋

水，水没了庄稼自然就长不好。可见，充足、流畅的气血对我们人体是多么的重要。

一、气血是什么

中医认为，气是人体生命的重要组成部分，是生命构成要素之一。中医上的"气"有很多种。如有抵御病邪侵入，行使卫外职能的气，称之为"卫气"；有循环四周，盈润脏腑四肢百骸的"营气"等（表2）。

表 2　气的分类

类别	分布	功能
元气	根于肾，通过三焦布达全身，内而五脏六腑，外而肌肤孔窍	推动人体的生长和发育，激发和温煦各个脏腑、经络等组织器官的生理活动
宗气	上出于肺，循喉咙而走息道，横贯于心而入于脉	走息道以行呼吸，贯心脉以行气血
营气	运行于脉中，与血同行；内入五脏六腑，外达肢节；终而复始，环周不休	营养全身，组成血液
卫气	运行于脉外，循皮肤之中，分肉之间；熏于肓膜，散于胸腹	防御作用，温养作用，调节汗孔开阖

血，即血液，是运行在脉管中的富含营养的红色液体。它在气的推动作用下，循环不息地运行在脉管中，身体的各项机能的正常进行便是依赖于血液的滋润和荣养。

二、气和血的联系

1. 气为血之帅

首先，气能生血。血的化生离不开气的气化，这里的气化是指血液生成的动力。若气盛，则化生血液充足；气虚，则血的化生受到影响，甚至造成血虚，出现"气血两虚"。表现为懒得言语，身上没劲，脸色苍白，失眠，便溏，女性伴有月经量少等。

其次，气能摄血。血液之所以能在血管内运行而不溢出脉外，就是因为有气的统摄控制作用。统摄作用下降，就会出现牙龈出血、吐血、皮下瘀斑、月经淋

漓不尽等病症。

另外，气能行血。血液在血管中循行有赖于气的推动作用。若气虚，则无力推动血液运行，形成瘀血，即"气虚血瘀"，表现为浑身没劲儿，懒得说话，胸胁部有痛处等。若气郁结在体内，气的运行不畅，影响血液运行，也会造成血瘀，即"气滞血瘀"，表现为胸胁胀满、走窜疼痛，烦躁易怒，胁下有硬块、刺痛拒按，妇女可见痛经或闭经、经色紫暗有块等症状。

2. 血为气之母

血是气的载体，也是气的营养来源。因此，血虚会进一步导致气虚。当人大量出血后，气也会随血流失，出现气随血脱，如呼吸逐渐微弱等。

三、气血亏虚的原因

1. 生成少

中医认为，气和血的生成均来源于脾胃。"脾胃为后天之本，气血生化之源。"

我曾经见过一个小姑娘，因减肥，体重从 55kg 减到了 43kg。本来挺健康的，但因为不吃饭，结果脸色苍白，瘦骨嶙峋，两条腿瘦得跟麻秆似的，看起来病恹恹的，这就是气血严重不足的表现。

2. 消耗多

过度消耗则会耗气伤血。如走路太久会感觉脚后跟疼，足受血才能行，但久行会耗伤气血，筋就会失去气血的濡养，所谓"久行伤筋"就是这个道理。

中医认为，白天主阳，晚上主阴，血又为阴。肝藏血，肝开窍于目，眼睛需要肝血的濡养才得以视物，如果你长时间熬夜玩手机，就会耗气伤血，出现视力下降、视物模糊等症状。

典型病例：喜好健身，饮食不节，运动失调，遂致气血不足

某年轻患者心悸、心慌严重，于是来就诊。四诊得知，患者心悸，运动后甚则头晕、胸闷、恶心、干呕，吃凉的东西之后以上症状加重，手脚凉，大小便尚可。

为什么该患者年纪轻轻就有这样的表现呢？这与他的生活习惯有关。该患者从小脾胃消化不好，爱吃甜辣食物，近几年为达到完美健身的身材，一天 4～5 顿饭，次次过饱，后又节食减肥。这属于饮食不节制，过食肥甘厚味等助湿生痰之品，再节食减肥，损伤脾胃，气血生化功能变差；再加上患者多晚上运动，耗伤阳气，阴盛阳衰，易引起痰湿停聚，加重气血不足之症。

专家支招：

1.如何让气血充裕起来

补气血的首要原则就是固护脾胃，少食肥甘厚味之品，多食健脾益胃之物，如山药、白扁豆、莲子、芡实、红薯等。

适当地食用一些补气血的药膳，如黄芪当归炖老母鸡，或用黄芪、龙眼肉、红枣泡水，代茶饮。

按压足三里、公孙、内关、中脘、气海、关元，每个穴位按压 3～5 分钟，力度以稍感酸痛为宜。

2.如何让气血流畅起来

（1）玫瑰花、山楂泡水喝。

（2）按压太冲穴，时间 3～5 分钟，力度以稍感酸痛为宜。

（3）督脉、膀胱经、小肠经刮痧，以自我舒适为度。

五脏火如何区分、调理

自创五脏火歌诀

肝火易怒胁肋胀；心火尿赤口舌疮；

胃火消谷并便结；肾火盗汗耳朵响；

肺火咳嗽皮面疡。

五脏皆可以出现"火"，表现和原因不尽相同，该如何调理呢？

一、肝引起的"上火"

肝为刚脏，体阴而用阳，肝体过刚则疏泄太过，如肝火旺盛多出现急躁、易怒、胁肋胀痛（胁肋为肝经所过）的表现，还会出现口苦、目赤、眼角黄色分泌物增多等症状，就是歌诀说的"肝火易怒胁肋胀"。

1. 何以生肝火

（1）肝与春气相通应，春季多肝火旺。

（2）情志不遂，容易生闷气、发脾气的人。

（3）外感火热之邪、嗜烟酒、过食肥腻辛辣之物亦可引起肝火旺盛。

2. 怎么"清"肝火

（1）保持情志舒畅，戒骄戒躁，春天尤应注意预防肝火旺，顺应春天的生发之气和肝的畅达之性，可披发、衣着宽松、舒展形体等（详见《四季更替该如何固本》）。

（2）按揉太冲穴，此穴按之有很强的酸胀或胀痛感，每次3分钟，每天2～3次，按揉力度以产生酸、胀、痛感为宜。

（3）适量泡些菊花、蒲公英喝，菊花能清肝火，蒲公英善清肝热；或将芹菜与大米一起熬粥，因青色入肝，可以多食用绿色蔬菜以清肝火。

二、心引起的"上火"

心与小肠相表里，小肠主液，若心火过旺移热于小肠，耗伤津液，会出现小便短赤、灼热疼痛等症状。《黄帝内经》云："舌者，心之官也。"如果心火过旺，易出现口舌生疮、舌尖红等症状，就是歌诀说的"心火尿赤口舌疮"。

1. 何以生心火

（1）情绪波动大、好激动，或总把事情和情绪憋在心里的人。

（2）受到外界火热之邪侵袭，例如夏季高温天气，超出人体所能适应和调节的强度，使得火邪易内侵于心。

2. 怎么"清"心火

（1）同清肝火一样，要保持心情舒畅，学会通过运动、听歌、聊天等方式让情绪疏解。

（2）可以用绿豆熬汤、煮粥或做成绿豆糕食用。注意不宜与药物同服，因绿豆能解毒，可能会降低药效；适量吃些苦味食物，比如苦瓜、苦菊、莲子心等，因苦入心，苦能泻心火。

三、胃引起的"上火"

中医认为，"脾喜燥恶湿，胃喜润恶燥"。脾运化水湿依赖于脾阳，只有脾阳充足，脾功能才正常；胃受纳腐熟则依赖于胃中津液的濡润，胃火过旺会煎灼胃中津液，造成消谷善饥的病理状态。这就是五脏火中的"胃火"。

胃火过旺伤津耗液，使得胃肠道津液不足，难以推动糟粕下行，从而引发便秘，还会出现胃胀、反酸等症状，就是歌诀所说的"胃火消谷并便结"。

1. 何以生胃火

（1）饮食不节，如嗜好烟酒，过食油炸、辛辣及性质温燥的食物及补品等，积而生热化火。

（2）情志失调，情绪压抑，意志消沉，致使肝气不舒，气郁久而化火，侵袭于胃，形成胃火。

2. 怎么"清"胃火

（1）饮食宜清淡，避免暴饮暴食或嗜食辛辣、肥甘厚味；每顿饭勿过食，一般吃七八分饱就可以了；可服用清胃火茶饮，如茉莉花茶。

（2）按揉中脘穴，顺时针摩腹，每次3分钟，每天2～3次，按揉力度以能产生酸、胀、痛感为宜；或者通过慢走等方式消食化积。

（3）同肝上火一样，要注意调节情志。

四、肾引起的"上火"

肾中之"火"为虚火，即阴虚火旺。《医略六书·内因门》说："盗汗属阴虚，阴虚则阳必凑之，阳蒸阴分，津液越出，而为盗汗也。"即指出阴虚会使阳相对亢盛，则阴虚火旺，蒸发津液，出现盗汗的表现，还会出现耳鸣、睡眠不安、五心烦热、腰腿酸痛等症状，就是歌诀里说的"肾火盗汗耳朵响"。

1. 何以生肾火

肾火由阴液耗伤所致：

（1）长期熬夜。

（2）工作劳累。

（3）房事过于频繁。

（4）嗜食肥甘厚腻、燥烈之品。

2. 怎么"清"肾火

（1）起居应有规律，避免熬夜；平时要注意休息，避免过于劳累；应节制房事，夫妻之间要保持健康的性生活。

（2）阴虚的人宜滋阴，饮食上宜清淡，远肥腻厚味、燥烈之品；中医认为，黑色入肾，可多食用黑木耳、黑米、黑豆、紫菜等食物。

五、肺引起的"上火"

肺为娇脏，肺主通调水道，肺火会耗伤津液，使得肺燥，燥则生咳。"肺火咳嗽皮面疡"，其中"皮面疡"指的是皮肤上容易长个头较大的痘痘。《黄帝内经》记载："肺之合皮也，其荣毛也。"说明肺主皮毛，肺火旺会使肉腐成脓，造成皮肤痤疮。除此之外，还会出现口干舌燥、咽部疼痛、皮肤干燥脱皮等症状。

1. 何以生肺火

（1）受外界环境影响，如秋天易生燥邪，燥邪伤肺所致。

（2）长期膳食不均衡，喜食辛辣油腻。

（3）工作压力大，不注意休息，精神紧张等。

2. 怎么"清"肺火

（1）饮食清淡，少食辣。可将梨、荸荠加适量冰糖熬汤，还可以用百合、蜂蜜泡水，尤其秋季天气干燥，可多吃一些润肺的食物。

（2）平衡好工作和休息的时间，劳逸结合，调整工作、生活节奏。

总而言之，五脏火的产生与我们的生活环境、饮食习惯，乃至情绪有着很大的关系。需要注意不能盲目"清"火，要辨准证，因"火"还有虚实之分。如果你上"火"很严重的话，建议及早就医，以免耽误治疗。

如何理解中医的痰湿

"诸病皆由痰作祟"，说明由痰湿导致的病症繁多。那痰湿是怎么形成的呢？又该如何祛除？

一、痰湿是怎么形成的

1. 内因

从阴阳的角度上讲就是体内的阳偏少了，阳气不能化气行水了，所以造成水液的异常蓄积，脏腑的角度上讲多由脾、肺、肾三脏异常所导致。

（1）脾为生痰之源：脾是水液代谢的第一关。脾主运化水湿。张景岳曾云："盖痰即水也……其标在脾。在脾者，以饮食不化，土不制水也。"意思是脾运化的功能异常，则会导致痰湿的停聚。

（2）肺为贮痰之器：肺是水液代谢的第二关。主要通过宣发和肃降两种途径布散水液。宣发即通过出汗和呼浊的方式将水液排出，肃降是将津液向下运输到肾，再以尿液的形式排泄出去。肺的宣发肃降失常，易造成痰湿停聚于肺部，所以肺有"贮痰之器"之称。

（3）肾主水液：肾是水液代谢的第三关。当肾阳亏虚，气化失职，水液的输布调节失常，水湿停积，便酿为痰浊（图35）。张景岳也指出："盖痰即水也，其本在肾。在肾者，以水不归源，水泛为痰也。"（《景岳全书》）

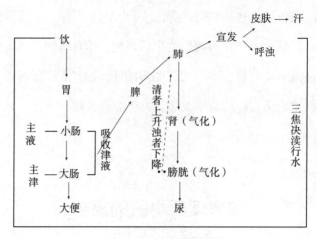

图35　水液代谢途径

2. 外因

受寒、淋雨、久居潮湿之地等都易助湿生痰。

二、体内有痰湿的表现

痰湿会随着气机的升降出入无处不到，停聚到哪里，哪里就会出现相应的病理反应。

1. 痰湿停聚在脾胃

脾胃运化腐熟水谷精微的能力因痰湿而异常，出现大便黏腻、饮食不消化、舌苔白腻、舌体胖大有齿痕、舌下有白膜等症状。

2. 痰湿停聚在肺

身体会出现咳嗽、痰多、胸闷、气喘等症状。

3. 痰湿停聚在肾脏

身体会出现尿少、阴囊潮湿、白带异常等症状，引发肾和膀胱等相关病症。

4. 痰湿停聚在血脉

痰湿渗注到血脉，会形成痰瘀互结，导致高脂血症、高黏血症、高血糖、高血压、动脉硬化、冠心病等疾病。

5. 痰湿停聚在肢体

典型的表现就是"重"，痰湿就是浊水，水往低处走，会感觉手脚重、全身乏力，以及肢体浮肿、腿肿憋胀等症状。

6. 痰湿停聚在肌肤

身体会出现水肿、皮下结节、瘰疬痰核、痤疮、湿疹等。

7. 痰湿停聚在关节

身体会导致风湿性、类风湿性关节炎等病证，出现关节肿胀、屈伸不利、疼痛等症状。

8. 痰湿停聚在内脏周围

身体会出现头昏沉不清、头重如裹等症状，引发胸水、腹水、心包炎等病症。

三、肥胖是体内痰湿重的表现

中医认为，肥胖是体内痰湿太重，且停留在皮下和肌肉所造成的。

小贴士

夏天炎热，人们喜欢喝冰啤酒、撸串，这些肥甘厚味会助湿生痰，"啤酒肚"就出来了，慢慢地也就形成了痰湿体质。所以，我们要远离这些不良的饮食习惯。

湿重时会用到自制丸药浊毒清配合疏肝丸治疗。我在临床应用时，不论是咳嗽咳痰，还是头脑不清、头重如裹，或是大便黏腻，都会用到浊毒清。因为这些都是由体内的浊毒引起，浊也就是痰湿停留在体内的时间较长，变成浑浊的水了，相当于臭水沟的脏水。其实这也正体现了中医"异病同治"的原则。

四、如何祛湿

1. 以指代针点按

点按阴陵泉、地机、三阴交、足三里、丰隆等穴以健脾化痰祛湿。每个穴位1～2分钟，有酸胀感为宜，针灸效果更佳。

2. 刮痧、拔罐

逆督脉、顺膀胱经刮痧，看出痧的部位和颜色的深浅，再予拔罐，排除湿气。找专业人士放血拔罐治疗，效果更佳。如果出现罐上起水雾、拔的部位出水疱等情况（图36），就提示体内的痰湿过重了。注意：拔罐时间过长也会出现水疱，所以拔罐时间一般不超过20分钟。

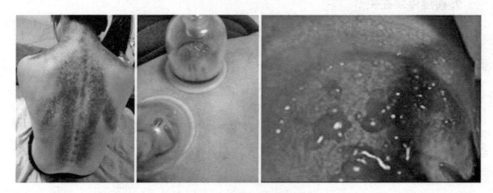

图36　刮痧、拔罐治疗图

3. 艾灸

可用盒灸，灸督脉、膀胱经，艾蒿辛温走窜，可以通达十二经络，起到温通血脉、祛湿排寒的作用。盒灸是用小火慢慢把热渗透进身体，以起到祛湿排寒的效果，而不是大火把皮肤烤热。湿气重者，也可用中药泥灸，治疗后局部尽是水珠。（图37）

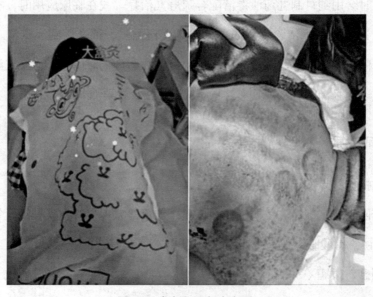

图37　盒灸和泥灸治疗图

4. 调节饮食

少食肥甘厚味，平时多吃一些健脾利湿祛痰的食物，如白萝卜、山药、薏苡仁、冬瓜等。

5. 中药代茶饮

陈皮 6g，玉米须 15g，山楂、薏苡仁各 10g。陈皮、玉米须煮水，有健脾行气之效；山楂可以消食，亦为食疗降脂之佳品；薏苡仁可以健脾利湿。

6. 坚持运动

应长期坚持锻炼，如散步、慢跑、游泳、练武术及八段锦等，锻炼时以微汗出为度，排除湿气。

祛除寒湿有妙招

"寒湿体质"是很多疾病产生的"温床"。寒湿究竟是什么原因引起的呢？怎么知道自己体内有没有寒湿？中医有什么方法来祛除寒湿？我们来看看！

一、寒湿的根源

我们可以通俗地理解为寒就是寒凉，湿就是废水，中医称之为痰饮水湿。它们的产生分为内源性和外源性两种。

1. 外源性

就是感受寒湿之邪，由外而内入侵机体而致病。

例如：淋雨；运动后热得大汗出，汗孔打开，马上吹空调、喝冰水，导致寒湿入侵；还有的女生喜欢穿露脐装，会直接感受寒邪；长期居住在阴暗潮湿的环境，也会导致寒湿入侵机体。

《素问·调经论》云："寒湿之中人也，皮肤不收，肌肉坚紧，营血泣，卫气去。"又云："感于寒湿，则民病身重胕肿，胸腹痛。"

典型病例：鼻炎反复发作 5 年

一位患 5 年鼻炎的患者，近来症状加重，痛苦难忍，在家整日鼻塞、流清涕、面色苍白，头昏沉，胸闷，后背冷，不想吃饭，大便偏稀，手脚凉，舌淡苔白，脉弦细沉。四诊合参，此为非常典型的寒湿证，随之予麻黄附子细辛汤加减，3 剂而愈。但不到一周时间，鼻炎又犯了，再诊时得知，导致鼻炎复发的罪魁祸首是她办公室在旧楼一楼的阴面，环境阴冷潮湿。

2. 内源性

很多不良的生活习惯都会在无形中造成寒湿的入侵，引发疾病。如喜食冷饮及生冷瓜果等寒凉之物、长期熬夜、缺乏运动等会伤阳气，阳虚则生内寒，脾阳虚受损不能运化水湿，体内产生痰湿水饮。

湿本身的特性就是重浊黏腻，寒湿相合，就相当于水遇寒结冰一样，外力难以撼动，故寒湿为病，常缠绵难愈。

二、寒湿的表现

感受寒湿或内生寒湿，身体会感觉怕冷、手脚凉等。

而"湿"气重的人，就像穿了一件淋过雨的衣服，感觉身体沉重、酸痛不适，这就是中医说的湿性"重浊黏腻"。寒湿随着气的运动升降出入，到哪里，哪里就出问题。

1. 头面症状

面色晦暗，头昏沉不清，耳内发蒙，流清涕，爱打喷嚏，特别是晨起遇风喷嚏不断，脸上长痘和斑，口中黏腻，舌苔白腻等。

2. 躯体症状

咽堵，咳嗽有白痰，胃胀满，胸憋闷心慌，睡眠差，出凉汗，怕冷，后背发凉，腰酸沉，小便多清长，大便黏腻不畅，白带异常，阴囊潮湿等。

3. 四肢关节

四肢酸痛，两腿沉酸、晨起憋胀，甚则肿胀等。

祛除寒湿小妙招：

1. 饮食

食物是最好的药物，可以用些温热的食物驱寒，用点甘淡渗利的以祛湿。

推荐饮食：

（1）薏米红豆粥：薏米和红豆，不需按什么比例，洗干净后放在锅里面加水熬煮即可。这两味既能煮水当茶喝，也能熬煮当饭吃。

（2）姜枣黑糖茶：大枣2枚掰开，生姜5片，黑糖适量，这是一天的量。加水煮沸即可饮用，喝完可以再加水反复喝，适用于体寒脾弱者。注意，喝时也要适量！

2. 运动

"动以养阳"，运动能增加阳气，祛除寒邪，并通过出汗将湿邪排出。这个方法是最直接、简便的，但也不可过量，以免造成正常津液的脱失。

3. 艾灸

艾灸对寒湿证型最为适合！艾灸能补元阳、散寒祛湿，能把体内的污浊排出，使经络通畅。可选择大椎穴、神阙穴、命门穴、足三里穴、涌泉穴等。

灸出你的健康来

患者疑问："我特别怕冷，全年手脚冰凉，冬天最厉害，整天没精神，总好像要感冒似的，但检查不出毛病，一冷就胃疼，拉肚子，输液也不管用。可怎么办啊？"

针对此情况，大多证型为阳虚证，阳虚不能温养四末的时候，我的妙招就是艾灸。当然临床上还有另外一种情况为阳郁，也会出现这样的症状，但是治疗就不同了。所以在进行治疗之前找中医大夫准确辨证最重要。

1. 艾灸作用大

《本草从新》云:"艾……纯阳之性,能回垂绝之阳……理气血,逐寒湿,暖子宫,以之灸火。"艾叶具有纯阳之性,能把体内的寒湿宣透出来。艾灸起到温通经络、扶正祛邪的作用,特别适用于寒证、痰湿证,以及阳虚体质的人。

有的患者一到冬天就手脚冰凉,冻得发紫,穿厚衣物或回到室内也暖不过来;甚至手背上长冻疮,痒得厉害。中医认为是内外合邪造成的:内在是阳虚体质,阳虚则生寒;外在则是气候寒冷,寒邪外侵。这就会内外合邪从而发病。可以艾灸八髎、三阴交、足三里、外关等穴位。

还有的患者应酬多,整天不回家吃饭,一回到家就感觉精疲力竭。可能体检显示肥胖、高血脂、糖尿病等,这属于痰湿体质的一种,可以灸命门、丰隆穴。

艾灸还有更多的作用。比如单纯的腹泻,可以艾灸神阙、足三里;如果是消化不好,易感冒,也可以灸神阙、足三里。正常人也可以进行保健灸,起到"有病治病,无病强身"的作用,所以俗语有"家有三年艾,郎中不用来"之说!

小贴士

现代研究表明,艾灸能增强白细胞的吞噬能力,加速各种特异性和非特异性抗体的产生,提高其免疫效应,增强人体免疫功能。同时,艾灸还能改善人体各个系统的功能,提高人体的抗病能力,从而有利于多种疾病的康复。

2. 艾灸的方法

(1)直接灸:就是用点燃的艾条直接熏灼相关的穴位;或者将艾绒放于相关穴位上,直接点燃,但这种方式会造成局部皮肤损伤,一般人难以接受。

(2)间接灸:在皮肤和艾绒之间放一介质,如寒甚可以隔附子饼灸、湿盛可以隔姜灸。另外,还有隔蒜灸、隔药物灸等。大家可以选择温和的保健灸,更容易掌握。

方法演示:

将一段点燃的艾条插入温灸盒(图38)。盖子可以调节温度,觉得温度高就盖紧一些,温度低则相反。每一个穴位,一次灸15分钟左右。

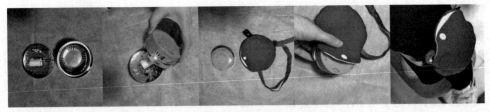

图 38　艾灸盒使用示意图

（1）艾灸期间，忌食辛辣刺激性食物，不要过饥过饱，不行房事。

（2）为了防止上火，灸后一定适量多喝些温开水。

（3）极度疲劳、醉酒、大汗淋漓、情绪不稳的人忌灸；某些传染病、高热、昏迷、抽风、皮肤病等患者也忌灸。

3. 常用的保健灸穴位

（1）神阙穴：就是肚脐眼，灸神阙穴能够起到调理脏腑、扶正祛邪、调和阴阳的作用。也就是说，可以提高人体免疫力。

（2）关元穴：在人体的前正中线神阙穴下三寸，就是肚脐下四个手指并拢的宽度。灸关元穴可起到培肾固本、补益阳气的作用，是我们保健强身的要穴之一。

（3）足三里：在外膝眼往下 3 寸，胫骨外开一横指处，是足阳明胃经的要穴，用来调理脾胃，强身健体。

这些穴位每次灸 15 ～ 20 分钟即可，这只是保健灸。针对不同的疾病，所选穴位和方法，以及灸疗周期都不同，一定要在医生的指导下进行，以免产生不良反应。

4. 艾条的选择

《本草纲目》中述："凡用艾叶需用陈久者，治令细软，谓之熟艾。若生艾灸火则易伤人肌脉。"

3 年以上的陈艾具有温经络、祛寒湿、补元阳、调正气等功效，是做艾灸最好的原料。陈艾呈土黄色，含挥发油少，燃烧缓慢，火力温和，燃着后烟少，艾灰不易脱落。

新艾又叫青艾，略带些青绿色，气味辛烈，含挥发油多，燃烧快，火力强，燃着后烟大，艾灰易脱落，容易伤及皮肤和血脉。

小贴士：如何辨别艾的优劣

我们建议从以下几个方面来进行：

①色泽：色黄者佳，色绿者差。

②手感：柔软细腻者佳，粗枝质硬者差。

③气味：芳香者佳，刺鼻者差。

④艾灰：灰白色佳，灰黑色差。

三伏贴、三九灸，你了解吗

随着对中医保健的重视，人们每到三伏天、三九天都会进行三伏贴、三九灸等，采用一些简单的外治法来增强体内正气。那么，你了解三伏贴、三九灸吗？

一、夏有三伏贴，冬有三九灸

古人认为，人要健康长寿就应该"顺应天时"，遵循四季之道来养生。其中就有"夏养三伏，冬补三九"之说，三伏贴、三九灸就是基于这样的道理。

1.三伏贴，增强机体免疫力

"三伏贴"又称"三伏天灸"，是一种源于清代的中医外治疗法。在全年气候最炎热、人体阳气最旺盛的阶段（三伏天），以辛温散寒的药物调制膏药，贴在相应的穴位上。一方面借助大自然的旺盛阳气，使患者体内受损的阳气恢复正常，并借助天阳使体内潜伏的阴寒邪气祛除，内外相合，有着事半功倍之效；另一方面还可为秋冬"储备"阳气，令人体阳气充足，以至冬季时不易被阴寒所伤，从而达到冬病夏治的目的。

典型病例：慢性支气管炎20多年，三伏贴未病先防

患者张某，女，65岁，自诉患慢性支气管炎20多年，秋冬季易反复发作，多次于医院输液、输氧，自身抵抗力越来越差，发作次数也越来越频繁，夏季也不敢开空调，于是向我咨询。我建议其于三伏天进行三伏贴治疗。一年后患者反馈，冬季没有复发，并询问何时再贴三伏贴。

2.三九灸，冬天里的"一把火"

"三九灸"又称"三九天灸"，与三伏贴一样，也是调制特定的膏药敷贴于人体的穴位，利用药物和穴位的作用，起到健脾补肾益肺、温阳益气、祛风散寒、通经活络止痛的功效，提高人体免疫力。

三九灸是在冬至开始进行，冬至是阴寒盛极之日，阴气盛极而衰，阳气开始萌芽，此时进补可补益阳气。三九灸就好似冬天里的"一把火"，顺应自然界阳气初生的原理，以助人体阳气的萌生。

典型病例：反复感冒三伏贴、三九灸合用

某患者秋冬春季易反复感冒3年，向我咨询。我分析后，建议其在夏天进行三伏贴治疗。患者治疗后，冬至前反馈症状有所改善。我又建议其进行三九灸治疗，以巩固三伏贴的疗效。到了第二年夏天，患者又来进行三伏贴治疗，反馈效果非常好，感冒从那之后未有复发。

3.冬夏共治，相得益彰

中医有这样一句话，"夏养三伏，冬补三九，冬夏共治，阴阳调衡，疗效相得益彰"。夏季进行三伏贴，冬季再行三九灸，可以有效地提高身体免疫力。

二、并非人人适合"三伏""三九"

三伏贴、三九灸能够鼓舞正气，提高免疫力，防治很多疾病，但也不是任何人都适用。

1. 适用人群

（1）秋冬春之际易反复或加重的呼吸系统疾病患者，如慢性支气管炎、哮喘、慢性咳嗽、慢性咽喉炎、过敏性鼻炎、感冒等。

（2）体质虚弱的小孩，比如经常感冒、咳嗽、哮喘、慢性腹泻、消化不良（疳积）、遗尿等。

（3）患有慢性腹泻、胃痛、消化不良等因寒引起的消化系统疾病的人。

（4）风湿性或类风湿关节炎、颈椎病、肩周炎、强直性脊柱炎、骨性关节炎等表现为阳虚寒甚者。

（5）素体阳虚、体弱、四肢不温、喜暖怕凉的"亚健康"人群。

2. 不适用人群

严重心肺功能疾患者，糖尿病患者，皮肤长有疱疖或有破损者，疾病发作期（如发热等）患者，以及孕妇和两岁以下的儿童等，不宜做三伏贴、三九灸治疗。

三、三伏贴、三九灸的"讲究"

1. 敷贴时间有讲究

（1）三伏贴、三九灸的最佳贴敷时间是每伏、每九的第一天，当然，贴敷可不局限于第一天，只要在每伏、每九的固定时间完成贴敷，就能达到防病治病的效果。

（2）尽量选择在白天阳气盛的时段进行贴敷，例如上午。

（3）贴敷时间并非越长越好，成人一般贴敷 2～4 小时即可，小孩则是贴敷 0.5～2 小时为宜。具体时间也因药、因人而异，久病、体弱、消瘦者，贴敷时间不宜过久。

2. 贴敷反应有讲究

（1）贴药后会感到局部发热、发红、发痒，这属于正常反应，不必紧张。

（2）如果贴敷后局部皮肤出现刺痒、灼热、疼痛的感觉，应立即取下三伏贴或三九灸，清除残余药物，禁止抓挠，一般可自愈。

（3）如局部出现小水疱，不用做任何处理，待其自然吸收即可；若水疱偏大，则应妥善处理，以防感染。

3. 其他注意事项

（1）贴敷后 4～6 小时内不要洗澡，也不宜剧烈运动，避免出汗受风。

（2）贴敷期间饮食宜清淡，不宜进食生冷、辛辣、煎炸、肥甘厚腻之物，如烤串、炸薯条、冰可乐等，禁食海鲜、虾蟹、牛肉、鸭、鹅等发物。

（3）取下敷贴后，用温水清洗局部即可，不宜搓、抓、挠。

（4）贴敷疗法3年为一疗程，病程长的患者可适当延长疗程。

最后，三伏贴、三九灸虽然有着很好的防病治病能力，但并不是治疗疾病的特效药，不能替代疾病原先的治疗。因此，原来在服药的慢性疾病患者不要盲目减药、停药。此外，不建议网购三伏贴和三九灸，自己贴敷。因为贴敷的药物和穴位会根据患者的体质进行适当的调整，如需做三伏贴、三九灸治疗，应找专业人士进行贴敷。

五季更替该如何固本

中医理论认为，春、夏、长夏、秋、冬五个季节与人体五脏肝、心、脾、肺、肾相对应。寒来暑往，四时交替，每一时节都有不同的养生重点。"正气存内，邪不可干"，所以固本就是要提高人体的正气，这就要通过正确的养生方法来实现。五季养生正是针对五脏来进行调养，各有不同。

一、春季养生——理气

中医认为，人体的肝与春季相对应。肝主疏泄，喜条达，恶抑郁，就像自然界中的树木一样，喜欢无拘无束、自由生长。春天养生要顺应肝的生理特点，以理气、调畅人体的气机为主。

春天养生就是要保证气机通畅，比较好的方式就是运动。春暖花开，可以到户外活动肢体，放松身心。运动形式因人而异，常见的有散步、慢跑、体操、健身操、太极拳等。中医认为气能行血，通过运动，加快全身气的流通，进而促进血的运行，有助于人体健康。

除此之外，还可以做一些经络保健，可以按摩或敲打肝胆经（肝经与胆经相表里，关系密切），顺经为补，逆经为泻，起到疏通经络、调理肝胆气机的作用。

饮食方面可以吃些有生发之性的食物，如豆芽、韭菜、蒜苗、菠菜、鸡肉等，多食绿叶蔬菜，少吃些"太发"的羊肉、海鲜等。

二、夏季养生——滋阴

中医认为，五脏中的心与夏季相对应，心主神志，神志宜安。这个季节，气候之热容易引动体内脏腑之热，内外合邪最易损伤体内阴液，所以此季养生以滋阴为重点。

运动量要适度，不要出汗过多，游泳是个非常好的运动方式。经络保健上，选择敲打或按摩心经和小肠经，从腋下沿上肢内侧后缘到手，再从手沿着上肢外侧后缘向上到达肩部，有安神定志作用，有助于缓解胸痛、胸闷、失眠等症。

夏季饮食宜清淡爽口，忌辛温大热之品，如牛羊肉、鹿肉、狗肉等，也不能过食生冷之品。夏季是自然界阳热最盛之季，有些素体阳虚内寒之人可以在此时进行调补，有事半功倍之效，所以中医又有"春夏养阳"之说。

三、长夏养生——祛湿

中医认为，人体的脾与长夏相对应。脾主运化，尤其能运化水湿，当自然界湿气弥漫时，脾的工作量会加大，导致正常的水液不能得到有效利用和排泄，在体内异常聚集，形成痰湿之邪，从而会出现头晕、腹胀、恶心、食欲差、四肢沉重、全身乏力等症状，此时调理脾胃是很重要的。

运动上，散步、瑜伽、太极拳等可以作为优先选择。经络养生调理方面，脾胃经是重点，沿着下肢外侧前缘向下，到达足部后，再沿着下肢内侧前缘向上到达腹部进行敲打或按摩，以疏通脾胃经气，助力脾胃完成运化功能。

这个季节饮食尤其要注意，宜食健脾化湿之品，如红小豆、薏米、小米、白扁豆、山药、丝瓜等，切忌油腻之品，为了养生保健，最好远离大鱼大肉、高糖高脂等食物。

四、秋季养生——润燥

中医认为，人体的肺与秋季相对应，所以秋季养生要强调润肺燥。

秋高气爽，是户外运动的好时机，登高爬山使人心境开阔，远足骑行能令人心情愉悦。可以进行肺和大肠经的保健。从肩关节开始，沿着上肢内侧前缘到达手，然后再沿着上肢外侧前缘到达肩部，轻轻松松调理两条经脉，可以预防感冒、呼吸道感染、便秘等疾病的发生，何乐而不为呢？

饮食上要多喝水，食用有滋润作用的食品，如百合、银耳、梨、荸荠、杏仁、核桃等。这个季节，辛辣刺激之品要少吃，因其容易损伤津液，加剧燥的状态。

五、冬季养生——补阳

中医认为，肾藏精，主闭藏，五脏之中肾与冬季相对应。如同大部分生物要经过春生、夏长、秋收、冬藏一样，人体的阳气也需要在此时封藏充养。

健康人群不需要特意吃补阳的中药和中成药，完全可以通过运动、饮食及其他的保健方法使自身的阳气满满。冬天要进行少量运动，气机通畅有助于新的阳气生成，但是运动时要避免受寒，以防风寒之邪侵入。经络保健重点是肾经和膀胱经，可以沿着下肢外侧后缘向下，到达足部后再沿着下肢内侧后缘向上进行敲打或按摩，能够补充调养肾和膀胱经气。如果有条件，也可以沿着后背正中线，也就是督脉循行的部位做做艾灸，因为督脉是一身阳脉之海，灸督脉可以强身健体。

饮食方面，可以适当增加营养，此时可以食用牛羊肉、鹿肉等温热食物进补，但是切忌过量，并且运动和食补必须配合。

遵循四季养生的原则，并且持之以恒地去实施，就能"形与神俱，而尽终其天年，度百岁乃去"（《素问·上古天真论》）。

"春捂"该"捂"哪儿

俗语曰："春捂秋冻，不生杂病。"那么"春捂"该"捂"哪儿呢？

一、春季乍暖还寒

春天万物发陈，阳气升发，虽然气温渐渐转暖，但毕竟冬日的阴寒之气仍还未散尽，天气乍暖还寒，气温变化无常超出人体适应和调节的范围，此时若过早脱去棉衣，机体难以适应，病邪易乘虚而入。

尤其对于老人、孩子和体弱的人群来说影响更大，会引发呼吸系统、心脑血管系统疾病等，也有可能导致旧病复发。因此"春捂"很有必要。

民间所谓的"春不忙减衣""春捂秋冻，不生杂病""吃了端午粽，再把寒衣送"，说的就是这个道理。

二、哪些人群需要"捂"

1. 老年人

老年人，尤其是 65 岁以上的老年人更应注意"春捂"。老年人体质特点之一就是"多虚"，故易受到寒邪的侵扰。中医学认为，"血遇寒则凝"，寒冷刺激会令血管收缩、痉挛，致机体抵抗能力下降，对外界气温的敏感性也降低。而且这部分人群中多数有基础疾病的存在，如慢性支气管炎、高血压病、脑卒中、糖尿病、慢性胃肠炎等，常因"寒"加重或复发。所以，此类人群尤其注意前胸后背的保暖，防止诱发旧疾。对于有糖尿病足和糖尿病下肢神经病变及痛风病患者要保证足部温暖。

2. 小儿

小儿本身为"纯阳之体"，以偏凉好养，过热易导致小儿的抵抗力下降。但小儿发育未完全，又易被病邪侵袭，所以学龄前儿童，应将"春捂秋冻"与"要想小儿安，三分饥和寒"相结合，根据孩子的具体情况适时增减衣物。对于体质偏弱、易感冒的儿童，或总是反复上呼吸道感染、诱发复发性哮喘的儿童，尤其要注意不能受寒，不应过早脱冬装。此外，春天是儿童流行性疾病高发季节，如水痘、腮腺炎、风疹、急疹、麻疹等，所以更要注意避风寒。

3. 女性

从中医阴阳理论上看，女性属阴，阳气较男性偏弱，属于易寒体质，常因小腹部、腰骶部着凉，导致痛经、性欲淡薄、宫寒不孕、白带增多、盆腔炎症等。尤其是春天到来，天气渐暖，很多爱美的女性过早脱衣，很容易在春季着凉。痛经患者、平时手脚凉的女性尤其要多加注意，保护好自己的腰骶部、膝部、小腹部，适当"春捂"，保证腹部不受寒，对缓解病情十分有益。

三、哪些地方需要"捂"

春天防寒要注意好"两头"，照顾好颈肩和双脚，而且还要捂腰部和膝盖。

1. 捂颈肩

头为诸阳之会，宜寒不宜热，所以对头不用特别捂。但是颈肩则需要好好防护，颈肩部位有很多的"风穴"，有翳风、风府、风池、风门等，这些"风穴"最容易受风、寒之邪的侵害，俗语"神仙也怕脑后风"就是这个道理! 故此，须着重注意颈肩部防护。

2. 捂腰

阳气藏于肾，是阳气的根，而腰为肾之府，捂腰就是养肾。尤其是腰部的命门，中医学称之为"生命之源"，元气的根本。若腰部保护不当，如过早穿一些低腰裤、露脐装，会导致腰部酸软怕冷，出现尿频或精神容易困倦疲乏，继而引发其他病症。

3. 捂脐

中医称肚脐为神阙穴，温暖此处可鼓舞脾胃阳气。肚脐归属任脉，对女性而言，私密重要的器官都归这里管，风寒入侵会诱发痛经等妇科疾病。而肚脐特别容易受到寒邪的侵袭，因此胃部怕冷、易腹泻的人，特别是女性要捂好肚脐。

4. 捂膝

《黄帝内经》中提到"膝为筋之府"，现代医学中的筋指的是肌肉、肌腱、韧带等与人体运动相关的组织，其特点就是"喜温恶寒"，比如身体受寒会出现运动迟缓、关节不利的现象。所以"春捂"一定要注意捂"膝盖"。

5. 捂足

俗语称"寒从脚底生",故此衣着宜"下厚上薄"。因为人体下半身的血液循环要比上半身差,容易遭到风寒侵袭,尤其是足踝部三阴交的地方。遗憾的是,现在很多青年人,特别是青年女性,穿鞋露脚脖,过早地穿短裙短裤,很早就换上了凉鞋,使得患关节炎或妇科疾病的概率大大增加。

总之,"春捂"是给大家提个醒,告诉大家要注意春天的气候,合理、灵活应对,"捂"的程度应以自身感觉温暖而又不出汗为宜。当然也不可捂得太过,以致动则汗出,伤津耗液。古人对于"春捂"曾有"春冻未泮,下体宁过于暖,上体无妨略减"之语,在实际生活中不可拘泥照搬,应根据个人实际情况进行调理,别太教条。

六味地黄丸你真的会用吗

六味地黄丸是中成药中的"精英",更是大家耳熟能详的补肾药。当人腰膝酸软买药时,药店经常会推荐这款补肾专药。但中成药的使用是需要辨证的,有是证用是药!那么,六味地黄丸你真的会用吗?

一、"六味"原是"小儿药"

当今,六味地黄丸应用广泛,能治疗的疾病非常多,甚至在此基础上衍化出很多方药治疗不同的疾病,比如知柏地黄丸、杞菊地黄丸等。而六味地黄丸最初是作为小儿的补肾专药使用的。

宋代以前最出名的补肾药是张仲景的肾气丸(专补肾阳虚)。宋代名医钱乙在治疗小儿肾虚时,考虑到小儿为纯阳之体,阳气偏盛,小孩子吃肾气丸特别容易上火,于是减少了里面两味补阳的药,留下补肾阴的药物,衍化出六味地黄丸。

那么，六味地黄丸可以治哪些小儿病呢？比如说小儿囟门不合、五迟、五软、个子矮小、先天性弱视等，但是六味地黄丸的使用还须辨证。假若孩子偏瘦，好动，入夜睡眠不安或刚入睡时满头热而汗出，头发稀松，高热时易抽筋，大便干结，小便频数，舌嫩红偏胖大，舌苔薄少，这多属于阴虚的证型，这种情况下就可以在医生指导下服用六味地黄丸。

典型病例：6 岁男孩生长性疼痛

某 6 岁男孩经常夜间腿疼而醒，其家长每次都需按摩许久，孩子才能入睡。去医院检查，各项指标均正常，诊断是生长性的疼痛，需要补充钙和维生素。但治疗后，孩子仍然晚上疼痛，于是找我来诊治。四诊得知，其体型偏瘦，发稀枕秃，手足心热，唇干舌燥，大便干结，舌红苔少。辨证属于肾精不足证，是髓海空虚无以养骨所致，予以六味地黄丸服用。服用当天，孩子腿疼缓解。10 天后家长反馈，疼痛已经消失。

二、六味地黄丸补"肾阴"

众所周知，六味地黄丸可以补肾虚，但可能有人不知六味地黄丸补的是肾阴虚。

1. 组成及配伍

六味地黄丸出自《小儿药证直诀》，由熟地黄、山萸肉、山药、泽泻、牡丹皮、茯苓组成。

全方"三补"与"三泻"相伍，以补为主。熟地黄为君药，能填精益髓，滋补阴精。臣以山萸肉补养肝肾，并能涩精；山药既补肾固精，又补脾以助后天生化之源。此三味补肝脾肾，即谓"三补"。而"三泻"就是泽泻、牡丹皮和茯苓，泻湿浊而降相火。全方六药合用，补泻兼施，滋补肾之阴精而降相火。

2. 主治和判断

六味地黄丸主治肾阴虚证。

那么如何判断自己肾阴虚呢？首先看舌头，比如舌质红，常口干舌燥；再看是否常有潮热、盗汗、失眠、头晕、耳鸣耳聋、腰膝酸软等症状，男子还会出现阳强易举、遗精、早泄等，女子则伴有月经减少、崩漏等症状。

3. 服用方法

空腹服用或饭后半小时服用为宜，长期服用建议中间停一段时间，如服用一个月后停一周，让身体适度休养。并且不同的疾病，服用方案也不一样，应在医生指导下使用。

4. 饮食禁忌

服用期间须戒烟戒酒，清淡饮食，忌食肥甘厚味、辛辣刺激的食物。

三、什么人不适合吃六味地黄丸

1. 没有明显肾阴虚症状者

中医讲"有是证，用是药"，没有明显的肾阴虚症状，长期食用六味地黄丸补肾阴，会导致体内阴阳失衡，引发疾病。而且六味地黄丸偏于滋腻，会影响脾胃的消化功能，长期服用有可能出现腹满、食欲不振以及便溏等消化不良症状。

2. 阳虚症状者

曾有人腰痛，服用六味地黄丸，结果越服越重，就找我来诊治。四诊得知，其腰膝酸软，还伴有怕冷、四肢欠温、大便溏薄等症状，这是典型的肾阳虚表现。肾阳虚者，本身火就不旺，却吃补肾阴药，就好似火小又遭水浇一样，火会越来越小，人体阳气会越来越弱，症状会变得越来越重。阳虚还包括脾阳虚、胃阳虚等证型，共同表现是怕冷、四肢不温、消化不良、精神不振、舌淡而胖等症状。

3. 痰湿内盛者

痰湿内盛的人，不宜服用六味地黄丸，方中熟地黄、山萸肉等过于滋腻，会使体内的痰湿更盛，加重疾病。

此外，感冒发热、腹痛腹泻者，即使有肾阴虚之证也不宜服用。本有肝脾湿热、肺热者也不宜服用，服用后会加重湿热，可能导致口舌生疮、小便发黄。

总之，六味地黄丸虽是补益药、非处方药，但"是药三分毒"，有病病受之，无病身受之，使用不当会引发不良反应或药源性疾病。因此，需在医生指导下进行使用。

安宫牛黄丸是保健品吗

患者疑问："高老师，药店推销员推荐我买安宫牛黄丸，说可以预防很多疾病，需要按季节服用。请问这是真的吗？我能不能用啊？"

针对这一疑问，我们来认识一下安宫牛黄丸。

一、"凉开三宝"之一

安宫牛黄丸作为急救药，与至宝丹、紫雪丹，合称为"凉开三宝"，"凉"指的是总体药性偏寒凉，有清热解毒之功效；"开"指的是开窍之意。

二、药物组成及功用

1. 出处及组成

安宫牛黄丸出自清代吴鞠通的《温病条辨》，由牛黄、犀角、黄连、黄芩、生栀子、朱砂、珍珠、麝香、冰片、明雄黄、郁金等药物组成。

2. 功用

安宫牛黄丸具有清热解毒、豁痰开窍功效，多用于中风昏迷、小儿惊厥、肺炎等邪热内闭的热性病症。典型表现为高热，意识昏迷，谵语，面红目赤等。

3. 禁忌证

安宫牛黄丸不适用于寒闭神昏、气虚、阴虚风动的患者；老人、儿童、哺乳期妇女要慎用。因药物中有麝香，有堕胎的危险，所以孕妇禁用。安宫牛黄丸含有兴奋剂成分，运动员要慎用。

三、临床应用举例

病例一：小儿高热惊厥与小儿脑炎

见一3～4岁患儿被父亲抱在怀中，目睛上视，四肢抽搐，高热40℃，满面通红，手脚凉，妈妈为了防止孩子咬舌，将左手放在了患儿口中。

由于病情紧急，来不及开处方，遂行针刺，另加安宫牛黄丸一丸，温水5mL研碎灌服。治疗后惊厥止，高烧退，神志复常，患儿家长直呼神效！

安宫牛黄丸对小儿高热惊厥有神效。小儿高热惊厥，中医称之为"小儿急惊风"。所谓"三惊之后必成痫"，其中"三"是指多次，意思是说小儿多次惊风发作，若不及时诊治或治疗不得当的话，会逐步演变成癫痫。这是安宫牛黄丸在小儿急症中的应用。

另外，小儿脑炎出现神识昏迷，高烧不退，手足抽搐，狂躁不安，满面通红，喉中痰鸣，小便黄少，大便秘结不通，舌红苔黄等症状，同样可以使用安宫牛黄丸。有的患儿用半丸安宫牛黄丸就没事了。

病例二：老人肺炎合并心衰，高热不退

一位80岁的老奶奶，感冒治疗不及时，病情加重，发展成了肺炎，咳嗽，有黄痰，高热不退，于是送到河北省医院急诊科就诊。治疗3天，未有好转，病情越来越重，喉中痰鸣，神识昏迷，谵语不识人，水米不进，心电监护已有心衰表现。

在详细了解病情后，心中了然，辨证为痰热蒙蔽清窍引起的高热神昏，给予针刺治疗，并叮嘱在体温上升之前内服一粒安宫牛黄丸（因为医院刚用了退热针剂）。药到病除，患者儿子早晨兴奋回复称神效，说扎完针后没过多久，老人就解了大便，解出来的像一粒粒羊屎蛋似的，药后热退神清，又观察一天便出院了。

虽然安宫牛黄丸是凉药，但在紧急之际，不必考虑80多岁老人的阳气可能不旺，当用则用。急则治其标，缓则治其本。众所周知，重患者以及老年人发病都是在晚上，因为晚上人体阳气弱，正气不足，所以这时候病情就会加重，有是证，用是药。

用法：一般意识丧失的患者可以先用安宫牛黄丸半丸，用少量温水把丸药研

磨开，给患者灌进去，如果患者有意识，就让他直接含服包着金箔的药丸，用唾液将它化开再咽进去，效果更好。

病例三：脑梗合并高血压

患者半身不遂，坐着轮椅，吐黄痰，神志清醒，但是说话不利索，烦躁易怒，满面通红，血压高达 180/110mmHg。大便难，小便黄，舌红，苔黄厚腻，脉滑数。

虽然没有意识昏迷，但他是肝阳上亢，风痰阻络，痰热内扰心窍，心神浮越，符合安宫牛黄丸的适应证。用后痰鸣消失，血压正常，诸症明显好转。

到这里，大家就清楚了，安宫牛黄丸是急救药，是药！有适应"证"才能用，不能作为保健品！对于普通人，没有这方面的疾病或证型就不能服用，用后反而可能会伤到身体，弊大于利。平时如果想对身体进行调理，一定要在医生的指导下，不可胡乱用药，一定不要盲从！

疫情隔离下的中医防治调养

眼下，国内"新冠肺炎"疫情虽然已得到有效控制，但"内防反弹，外防输入"的任务依然艰巨。下面就来跟大家谈一谈从中医角度如何看待"新冠肺炎"及疫情隔离下如何防治调养。

一、中医人眼中的"新冠肺炎"

中医根据新型冠状病毒性肺炎的发病特点，将其归属于"疫病"的范畴。疫病是由具有强烈传染性的疫气（疫疠之气）侵入人体所导致的疾病。

《温疫论》中提到疫病的特点为发病急，具有很强的传染性，导致疫病的病邪并非是六淫，而是"异气"，即疫疠之气。

因此，我们可以认为，"新冠肺炎"发病的主要因素是具有强烈传染性的新型冠状病毒这一疫戾之邪。而内在的因素是人体正气不足，也就是中医所说的"邪之所凑，其气必虚"。正气无力抗邪，疫戾之邪侵入机体后，气血失和，脏腑功能紊乱，从而发病。

二、中医防治措施

受"新冠肺炎"疫情的影响，人们"宅"在家里的时间显著增加，那么此时中医又有哪些防护措施呢？

1. 提升正气——一顺，二常，三避免

如何提高人体的免疫力？中医认为必须要固本，提高自身正气，所谓"正气存内，邪不可干"。要提升正气，可以归结为"一顺，二常，三避免"。

（1）一顺：顺应自然。顺四时而适寒暑，和喜怒而安居处。顺应自然，根据春生、夏长、秋收、冬藏的规律，如冬季时我们要把正气藏起来，不要过度运动出汗进行消耗。

（2）二常：起居有常，饮食有常。

①起居有常：在起居方面，遵循《黄帝内经》冬季的养生之道，"早卧晚起，必待日光"，所以要睡得早一点，起得晚一点，等太阳出来了再起床。

②饮食有常：中医的免疫系统多归属于脾胃，而脾胃的健康与日常的饮食习惯有很大关系。所以我们要想脾胃功能强盛，就要注意饮食有常，要有节制，定时定量，脾胃功能强盛了，机体免疫力也就提高了。还要注意饮食卫生，不吃不干净的、变质的食物和野生动物等。

（3）三避免：避免久卧、久坐、久视。扶正气要避免久卧、久坐、久视。长时间的端坐，除了会造成气机运行不畅外，还会伤"筋脉肌肉"，即"久坐伤肉"。而长时间看电脑、手机，则会"久视伤血"，消耗精血，而精血的生成又依赖于脾胃功能。气血的亏损，会引起人体卫外功能的减弱，易受病邪的侵袭而发病，所以我们要避免久卧、久坐、久视。

2. 做到"三畅"——情绪畅，二便畅，运动畅

（1）情绪畅：面对疫情，我们要做到内心不恐慌，保持一个平静的心态。"恬淡虚无，真气从之"。反之，情志不畅，气机就会逆乱，阴阳气血失调，脏腑功能异常，则正气减弱而易于发病。

（2）二便畅：中医认为"浊阴走下窍"，二便畅通代表能排除体内的污浊之物。污浊出，身体清。大家可以多喝点水，多吃些芹菜、大白菜、白萝卜等食物。

（3）运动畅：动静结合，"动以养阳，静以养阴"，适量地运动，可以增加身体的正气，进而增强身体的阳气。动静适度，才可阴阳平和。运动以微汗出为度，大家可以适当地做做拉伸运动，以及中医经络导引操等。

3. 保证充足的睡眠

良好的睡眠是阴阳平衡的体现，也是身体气血是否运转畅通的体现。中医讲要睡"子午觉"，主要原则是"子时大睡，午时小憩"。

4. 中医防疫小香囊

（1）组成：藿香、艾叶、苍术、金银花、连翘、冰片、薄荷、肉桂、紫苏各适量，药粉包及香囊袋各一个。

（2）制作过程：①将药清洗干净，于通风干燥处晾晒，有条件者，可放入烘箱60℃下干燥；②干燥后的药物混合捣碎，尽量捣成粉，有条件者可用粉碎机粉碎；③将捣碎的药物装进药粉包，再装入香囊袋中。

（3）使用方法：香囊佩戴于胸前，每天鼻前闻香3～5次，每次3分钟；晚上睡觉时，将其放置于枕头旁边。

（4）注意事项：每周更换一次囊体内的药物。过敏体质者慎用。

由"双黄连"谈防疫

有研究发现中成药双黄连口服液（简称双黄连）可抑制新型冠状病毒，这一报道在一夜之间广泛传播。但是人们在理解上却发生了偏差，认为双黄连对预防新型冠状病毒有效，于是大家争先恐后地开始购买，导致药店售空，淘宝等多家网店停售，更滑稽的是，竟有人去买兽药"双黄连"和双黄莲蓉月饼。针对这种盲从买药的情况，我们来客观地谈谈应该如何看待这一现象。

一、认识双黄连

1. 组成分析

双黄连口服液的组成药物是金银花（别名双花）、黄芩、连翘；辅料为蔗糖。其中金银花、连翘药性均为寒凉，具有清热解毒、疏散风热的功效；黄芩性味苦寒，具有清热燥湿、泻火解毒之效。由此可知，双黄连组方总体药性寒凉。

2. 功效及适应证

双黄连口服液为中成药，具有疏风解表、清热解毒的作用，尤其适用于外感风热所致的新冠患者，症见发热、咳嗽、咽痛、咳黄痰等。风寒者，比如有恶寒、发热、鼻塞、流清涕、咳嗽吐白痰等症状，就不宜使用。

3. 药味寒凉，中病即止

因为双黄连药性寒凉，长期服用会苦寒伤正、损伤阳气、败坏胃气，引起腹痛、腹泻等症状，尤其是平素体弱多病、畏寒怕冷者，老人及小孩等免疫力低人群更须在医生指导下使用，"中病即止，不必尽剂"，即疾病好转后，就停止服用。

4. 研究仅是初步的

有专家团队研究初步发现，中成药双黄连口服液可抑制新型冠状病毒，但这些研究还仅仅是在体外进行的，所以双黄连能否"预防"新型冠状病毒传染，还需做进一步、更深入的研究。

二、预防与治疗

新型冠状病毒性肺炎从中医的角度上来看，它归属于疫病范畴，其预防与治疗是两个不同的层面。预防是保护身体，消除或避免外界不良因素对人体的影响。而治疗则是病邪侵入人体后，通过一系列手段来祛除病邪，使人体恢复阴阳平衡的健康状态。

中医防治疾病必须运用中医的辨证思维来进行！"有是证用是药"，我们临床是用药物的偏性来纠正人体的偏性，不能盲目地将预防与治疗混为一谈，这是不科学的。人体是一个复杂的有机体，可以借助各种方法来调整以期平衡，因此，笼统地就说"喝着双黄连口服液，病毒就不会上身"，我认为是不科学的。我们要想防病需要根据人的体质及病理状况而定，不可一概而论。

三、防疫重在自身

"正气存内，邪不可干"，提高自身正气，筑好自身防线，瘟疫邪气才不会侵害人体。

"恬淡虚无，真气从之，精神内守，病安从来。"我们在疫情面前要保持理智，看清什么是当前最重要的，不能盲目跟风。并且中药的使用是需要辨证的，不同的体质、不同的病证会有不同的方案，切勿乱用网上公布的所谓妙方。若药不对证，有百害而无一利。

疫情居家小妙招：艾叶、苍术空气消毒

（1）燃烧苍术：生苍术，$100m^2$ 的房子用 50 ～ 100g，每天熏一次就行。

（2）艾叶烟熏：用清艾条（清艾条就是用纯艾叶制作的艾条）点燃即可。一根艾条大概燃烧 40 ～ 60 分钟。

（3）注意事项：如果苍术不好点燃，有可能是太湿了，可以在锅里炒一下脱水。无论是艾叶，还是苍术，燃烧时均应打开窗户进行通风。具体操作大家可以咨询相关中医医生。

最好的药物就是食物

最好的药物就是我们的食物，药食同源，药物有四气、五味的差异，食物也同样如此。中医在治病过程中正是利用了药物的属性（即偏性），来纠正体内阴阳五行的不平衡而达到治愈疾病的目的。

一、食物的"四气"——寒、热、温、凉

食物有寒热温凉的区别，人的体质也有偏热、偏寒之分，所以我们可以根据中医"寒者热之，热者寒之"的原则，适时适量地食用相应属性的食物来调养，进行自我纠偏（表3）。比如夏食寒凉以解暑热，冬吃温热以御寒冷；偏热者宜吃寒凉，偏寒者宜吃温热之品。

表3　食物寒热温凉对照表

属性	食物
寒性	蔬菜：马齿苋、蒲公英、苦瓜、苦菜、西红柿、蕨菜、海带、海藻、竹笋、冬瓜等 瓜果：甘蔗、柿子、西瓜、甜瓜、香蕉、桑椹等 其他：猪皮、蟹、田螺、盐、槐花等
凉性	蔬菜：茄子、白萝卜、荷叶、丝瓜、油菜、白菜、芹菜、莲藕、绿豆、豆腐、菠菜、芥菜等 瓜果：梨、芒果、橙子、柚子等 其他：小麦、大麦等
温性	蔬菜：姜、葱、洋葱、蒜、韭菜、小茴香、刀豆、香菜、油菜籽等 瓜果：杏仁、木瓜、桂圆、桃、石榴、荔枝、栗子、红枣、核桃仁、樱桃等 其他：虾、海参、鸡肉、羊肉、羊奶、猪肝、鹅蛋等
热性	花椒、辣椒、肉桂、白芥子、酒等
平性	蔬菜：红薯、紫菜、土豆、南瓜子、黄花菜、香菇、芋头、扁豆、胡萝卜、黑豆、红豆、黄豆、粳米、玉米、花生、白果、银耳、黑木耳等 瓜果：莲子、黑芝麻、葡萄、乌梅等 肉食：黄鱼、海蜇、泥鳅、青鱼、鲤鱼、猪肺、猪心、猪肾、猪蹄、鸭肉、鲫鱼、鸡蛋、鸽蛋、牛肉等 其他：白砂糖、桃仁、酸枣仁、糯米、醋、牛奶、枇杷、菌菇、荞麦等

现在许多人都喜食寒凉之品，比如西瓜、冰棍、冰镇饮料等，但过食会损伤脾阳，出现腹痛、腹泻等症状。尤其体质虚寒之人，更不应该碰这些东西，会让你寒上加寒。而过食大热之品，如麻椒、辣椒等，会使体内生燥热，出现口舌生疮、口渴等症状。现代人体质多寒或上热下寒，真正有大热实热的人很少了，因此，饮食当注意"四气"的均衡，少食寒凉、大热之品，多食平性食物。

专家支招：

1. 清热祛湿汤——薄荷薏米绿豆汤

薄荷10g，开水冲泡，备用。薏米、绿豆以3∶1比例，适量，洗净，同煮至熟。将泡好的薄荷水倒入，加少量糖调味即可。此汤具有清凉解毒、健脾祛湿的功效，夏季食用尤为适宜。如不喜欢薄荷，可去掉薄荷汁。

2. 补益御寒汤——当归羊肉汤

羊肉500g，当归30g，党参30g，黄芪30g。将羊肉清洗干净、切片，诸药放入布包，一同放入锅中，加清水适量。煮沸后，改小火煨炖至羊肉熟烂，去药包，加葱、姜、少许食盐调味食用。本汤具有补益气血、温经散寒的功效，寒冬时节最宜食用。

二、食物的"五味"与五脏、五色

《黄帝内经》中提到了五脏所对应的五色以及适宜吃的某种性味食物。

1. 肝——青色，甜味

"肝色青，宜食甘，粳米、牛肉、枣、葵皆甘。"肝对应的颜色是青色，适宜食用甘味的食物，如粳米、牛肉、枣、葵等。因为肝苦于急，急食甘以缓之。

2. 心——红色，酸味

"心色赤，宜食酸，小豆、犬肉、李、韭皆酸。"心对应的颜色是红色，适宜食用酸味的食物，如李子、韭菜等。因为心苦于缓，宜酸物收之。

3. 肺——白色，苦味

"肺色白，宜食苦，麦、羊肉、杏、薤皆苦。"肺对应的颜色是白色，适宜食用苦味的食物，如小麦、羊肉、杏、薤（根白如小蒜，似韭而无实）等。因为肺苦于气上逆，宜食苦物泄之。

4. 脾——黄色，咸味

"脾色黄，宜食咸，大豆、豕肉、栗、藿皆咸。"脾对应的颜色是黄色，适宜食用咸味的食物，如大豆、猪肉、栗、豆叶等。因为脾贵在平和，为土，苦于干枯、坚硬，咸能润下、软坚。

5. 肾——黑色，辛味

"肾色黑，宜食辛，黄黍、鸡肉、桃、葱皆辛。"肾对应的颜色是黑色，适宜食用辛味的食物，如黄米、鸡肉、桃等。因为肾苦于燥，宜辛物润之。

所以，食物的五色五味只要运用得当，就能起到很好的养生保健作用。

三、巧用食物解"烦忧"

1. 便秘

食物从口摄入，经过食管、胃、小肠、大肠等"处理车间"，最后残渣从肛门排出，有进必有出，只有身体不储存"垃圾"，才会健康。因此，我们不能只关注"吃"，还要注意"排"的问题。应少食高油脂、高蛋白等不好消化的食物，这类食物易形成积滞，应多食有助于大便通畅的食物，如蜂蜜、芹菜、红薯、酸奶、粗粮、土豆、胡萝卜等。

专家支招：

清肠茶饮——萝梨山楂水

梨1个（去核），山楂4～5个，白萝卜1小根洗净，入锅加水熬煮。代茶饮即可，不加糖，具有养阴清热、消食通腹之效，老少皆宜。

2. 消化不良

中医认为，脾胃共同完成对水谷精微的消化、吸收与输布，为气血生化之源。只有脾胃功能旺盛，身体才能强壮。所以生活中我们应多吃一些健脾胃的食物，如南瓜、红薯、山药、粥类等。

专家支招：

健脾益胃小药膳——山楂山药糕

怀山药1～2根，洗净去皮；山楂适量，洗净去核。将山药和山楂置于锅中蒸熟；再将蒸熟的山药放到保鲜袋里，擀成面皮儿；山楂揉成团状，搓成长条；用山药皮将山楂卷起来，切成一段一段的，类似于寿司的形状。最后用蔬菜叶子包起来。此糕点具有健脾益胃、补肾生精及益智安神的功效，老少皆宜。

注意事项：生活中大多的糖都是人工糖，容易影响脾胃的运化；若喜欢甜口，可适当加一点蔗糖、麦芽糖等。

小小调料，大大功效

中医药文化来源于生活，大到衣食住行，小到柴米油盐，殊不知在自己的身边就有"中药房"，比如日常饮食需要的各种调料，别看它们虽小，却有着大大的功效，并且随手可用。

一、风寒"劲敌"——姜

姜，又称为生姜、鲜姜。姜是我们厨房中最常用的调味料之一，生姜入口，舌头会有辛辣的感觉，故其味辛、性温。姜入菜能提味、祛腥气，姜入药则是风寒的"劲敌"。

俗话说"三片姜一根葱，不怕感冒和伤风"。生姜具有发表散寒、温胃止呕的功效，能够治疗风寒引起的感冒、咳嗽，还可治疗腹部受寒或鱼蟹中毒所引起的胃痛、腹泻、呕吐等。

专家支招——生姜妙用

1. 生姜香葱水

生姜 3～5 片，香菜 2～3 根，葱白 1 根，洗净入锅中熬煮，水沸后继续小火煮 10 分钟，取水代茶饮。尤其适用于外感风寒所引起的感冒、鼻塞、流清涕、咳嗽、头痛等症状，疗效显著。

2. 生姜红糖膏

生姜、红糖各半斤，将生姜打成泥，与红糖搅拌均匀后入锅蒸 1 小时左右，出锅后可直接食用或开水冲服。每次 1 勺，具有温中散寒、温胃止呕之效，用于胃寒呕吐、腹泻，也可治疗妇女宫寒痛经。

二、天然"抗生素"——蒜

"大蒜是个宝，常吃身体好。"大蒜具有较强的抗菌消炎作用，对许多细菌有抑制和杀灭作用，是一款天然的"抗生素"。中医认为，大蒜还具有温中消食、解毒杀虫的作用，能够有效地预防感冒，尤其适宜冬春季食用。现代研究还表明，适量吃大蒜能够预防心脑血管疾病的发生。

专家支招——蒜汁、蒜泥妙用

（1）滴鼻法：以蒜汁滴鼻，每日3次。可治疗感冒鼻塞，还可预防流感。

（2）涂擦法：蒜汁涂擦脚癣患处，每日3次，可杀菌止痒。

（3）外敷法：疖疮初起，红肿热痛时，取大蒜泥和少许食盐调匀，敷患处。每日换药2次，能消肿止痛。

三、"十三香"之首——花椒

花椒又名巴椒，其味辛、性温，入菜能够祛肉腥，调节口感；还能促进唾液分泌，增加食欲，让人欲罢不能。入药具有温中、止痛、除湿、杀虫的功效，可治疗胃腹冷痛、呕吐、泄泻、牙痛、蛔虫病等。花椒功效虽好，但孕妇、哺乳期妇女及容易上火者应少食。

专家支招——花椒巧用

（1）花椒白醋水：用1勺花椒，2勺白醋，适量的温开水混合。牙痛时，含在嘴里能有效缓解牙痛，也可在牙痛处直接咬1～2粒花椒，具有同样的效果。口服花椒白醋水，还可缓解呕吐、腹泻症状；外用擦洗，能祛湿止痒，对湿疹、脚气病等均有一定的疗效。婴儿肌肤娇嫩，不适宜擦洗花椒白醋水。

（2）花椒酒：花椒50g，侧柏叶15g，白酒（45度）500mL。将花椒、侧柏叶共捣碎，与白酒混合，放入酒瓶内密封浸泡，时常摇动混匀，半个月后即可服用。适量饮用可以散风寒，祛风湿。

四、暖身驱蚊功效强——八角

八角又名大料、大茴香，具有温中理气、温肾散寒、健胃止呕的功效，可用于治疗因寒引起的呕吐、腹痛、腰痛、疝气、脚气等。现代研究还表明，八角挥发油中的茴香脑能促进肠胃蠕动，缓解腹部疼痛。八角香味浓郁，泡水洗澡具有驱蚊虫的效果。

专家支招——八角白醋除臭驱蚊制剂

取 3 ～ 5 颗八角，放在一个小容器内，倒适量白醋（浸没即可），盖上一层保鲜膜，接着再用牙签在保鲜膜上戳几个洞，以便让八角的香味从孔洞散发出来。将容器置于洗手间或厨房等异味多的地方，能够有效祛除异味，还能驱赶蚊虫。

五、醒胃苦酒——醋

醋，古时又被称为苦酒。吃饭时来点醋，能够开胃，促进消化；还能有效预防肠道疾病、流行性感冒；并且能降低胆固醇水平，心脑血管患者最适宜食用。

除了食用价值外，醋还具有散瘀、止血、理气、止痛、行水、解毒、矫味矫臭等功效，可用于治疗产后眩晕、黄疸、黄汗、吐血、衄血、大便下血、痈疽疮肿，又可解鱼肉蟹毒。中药制剂中经常会使用醋来炮制药材以提高药物疗效，或降低药物毒性等。

专家支招——食醋妙用

（1）蒸醋熏屋子，能预防流感等上呼吸道疾病。

（2）温开水加醋服用，有醒酒的作用。

（3）醋花生能降血脂，将花生米（连红衣）泡在陈醋中，1 周后即可食用。

六、调味神器——酱油

中医认为，酱油具有清热除烦、解毒、调味的功效，可治疗烧伤、烫伤、蜂蜇伤、疔疮初起等，还可解药物及鱼、肉、野菜、菌蕈毒。

专家支招——酱油急救法

（1）不小心被热水、热油烫伤时，在没有起疱的情况下，蘸取少许酱油涂抹在伤处，可以防止起疱。

（2）若吃了变质的食物，出现胃痛胃胀、恶心呕吐，可将酱油用温开水冲服，能有效缓解症状。

七、其他调料的功效（表4）

表4　其他调料的功效

	功效	主治	专家支招	注意要点
葱	通阳散寒，解毒止痛，祛痰、利尿、增强食欲	风寒感冒；下利，腹痛；乳汁淤滞不下乳房胀痛；疮痈肿毒	葱白热敷：葱白与粗盐放进布包，酒精浸湿，微波炉加热。敷患处能缓解因寒引起的腹痛、胃痛	感冒多汗者不宜食葱
小茴香	散寒止痛，和胃理气	寒疝腹痛，痛经，少腹冷痛；脘腹胀痛，食少吐泻	茴香米酒：茴香与米酒比例为3：10，小茴香泡于酒中，10天后即可饮用。饮用适量，能缓解因寒引起的腹痛、白浊	阴虚火旺者慎用
胡椒	温中散寒	胃寒所致的胃脘痛、呕吐，以及腹冷所致的泄泻、肠鸣	胡椒粒砸碎，用开水冲开，然后与红糖水一起泡2～3天后口服，可缓解胃寒引起的胃痛	头晕失眠、性情急躁者忌食
豆蔻	化湿行气，温中止呕，开胃消食	脾胃气滞、食欲不振	豆蔻泡水代茶饮，可祛除人体湿气，夏季养生之品	阴虚内热或胃火偏旺者不宜服用
盐	清热解毒，凉血润燥	可治疗腹泻、中暑、风湿性关节炎、痔疮、牙痛、便秘、荨麻疹等	炒盐热敷可缓解痛经	盐虽好，但宜少吃，每日食盐量控制在5g以下

	功效	主治	专家支招	注意要点
糖	黄冰糖：和中益脾，润肺生津 红糖：温中散寒	黄冰糖：口干口渴，肺燥干咳、便秘等 红糖：因寒引起的腹痛、月经不调、痛经等	姜枣茶：生姜 20g、红枣去核 4 颗与水 200mL 放入锅中，大火烧开，红糖 30g 倒入其中，小火熬制 10 分钟即可。不仅能暖胃，还能对痛经起到有效的缓解作用	勿过食糖类；且肥胖者及糖尿病、高血脂、冠心病、脘腹胀满、痰湿多痰、麻疹等患者少食
豆豉	解表，除烦，宣发郁热	感冒头痛，热病烦躁胸闷，虚烦不眠	豆豉、葱白、生姜可治疗风寒感冒初起	体质虚寒者不宜多食豆豉

住得"好"，身体才会好

居住环境的好坏影响着人的健康，俗话说"住得好，身体才会好"。那怎样才算"住得好"呢？

一、居所位置好

古代，人们称居所为"宅"。《释名》中云："宅，择也，择吉处而营处之。"意思是住宅要选择"吉处"。最好的居住之所应选择依山傍水，且靠近城镇的位置，既有秀丽的风景、清新的空气，又有人气，生活便利。

当然，现如今人们的居住方式有了极大的差异，居住位置的选择还需结合我们自身的实际情况，但至少应远离工厂、高压线、强电场、强磁场，以及过于嘈杂的环境。

二、住房好

1. 坐北朝南

坐北朝南是最好的居所朝向。中医认为，南为阳、北为阴，背阴朝阳，有利于居室通风、采光，以及调节室内的湿度和温度，使得阴阳调和、冬暖夏凉，能够给人提供舒适的居住环境。因此，房屋的主要功能房间，如客厅、主卧室最好朝南向，或者房屋的主要采光面在南侧。

2. 大小高低适中

早在《吕氏春秋》中就提到房间面积太大则多阴气，台子高则多阳气。阴偏多、寒湿之气重，长期处于这种环境，会造成腿脚行动不利；而阳偏多、失阴之滋润，长期如此腿脚多筋脉弛缓、软弱无力。这些都属于阴阳失衡。

因此，如果自己建造住所时，应保证住所大小高低适合，屋子越大，台基就要越高，以保证阴阳的调和。而楼层的选择也应符合阴阳之道。低层多阴，湿气重；高层多阳，多干燥，且风气盛。故一般而言，不宜选择最低层和最高层。

3. 卧室向阳或背阴

门窗朝南、居室内有充足光线是卧室的不二选择。古有阳气驱邪之说，阳光充足的屋子阳气盛，能够驱除邪祟。不仅如此，人体还能够吸收到充足的阳气。现代研究表明，屋内经过阳光的照射，能够达到杀毒灭菌的目的，而且充足的光照可促进人体对钙的吸收。

没有向阳的屋子也没关系，背阴的屋子可以避暑，并且背阴屋子适合体质偏热、脾气暴躁的人居住。背阴虽然无法光照灭菌，但可以经常将床褥抱至户外进行光照灭菌。具体向阳向阴，还需要根据自己的情况来选择，比如荨麻疹患者适合居住在向阳的屋子。我曾治疗一位荨麻疹患者，本来已经治疗好了，结果因为他的工作区位于一楼的阴面，常年多潮湿，上班没两天又复发了。

除此之外，室内应常通风，以保持居室内的空气洁净与新鲜，达到清除室内秽浊之气的目的。

小贴士

夏季夜晚通风，避免风直吹面部，夜晚人体正气内敛，易受风邪侵袭，风直吹面部易导致疾病。曾有过这样的一个患者，夏季贪凉，夜晚通风，第二天早上起来发现面瘫了，治疗了大半年，仍未好转，连婚期都耽误了。

4. 湿度温度当适宜

有关专家表示，室内温度、湿度过高或过低，都容易使人生病。中医有"六淫致病"之说，其中就有"湿"和"燥"。温度高、湿度低，空气过于干燥，人受燥邪，造成人体水分的丢失，出现口渴、声哑、喉痛、皮肤干裂等症状；湿度过大，人受湿邪，则容易出现无精打采、萎靡不振等症状，还易患风湿性疾病。所以室内温度与湿度应适宜。

北方室内多干燥，可用加湿器对室内加湿。建议大家使用中药药液煮沸加湿，比如苍术、薄荷、藿香、黄连等加水煮沸，蒸汽熏蒸室内，既能对室内加湿，又能对空气进行消毒。而南方多湿，建议经常晾晒室内物品。

三、消毒灭菌保健康

众所周知，生活环境的卫生状况会影响人的健康。尤其是防疫期间或家中有人生病时，室内消毒就更加重要。我们熟知的家庭消毒方法有酒精消毒法、84消毒法等，这些都能够有效地对家中物品进行杀毒灭菌。但这些消毒法也有严重的缺点。比如重庆市出现过度使用消毒液消毒，导致动物异常死亡的事件；比如84消毒液与洁厕灵混用，会生成剧毒的氯气，造成中毒。

而采用中药空气消毒方法，就有着简便易行、天然、无毒、安全的优点。

1. 苍术烟熏法

将生苍术置于容器中，放于室中央，直接点燃，看见明显火头后，吹灭明火，使其暗燃出烟，其烟雾不断升腾、弥散至燃尽，室内继续密闭 1～2 小时再打开门窗，每日 1 次。

生苍术燃烧量与房间面积有关，每 100m² 就需要 50～100g 的生苍术。如果苍术不好点燃，可能是苍术受潮了，可以在锅里炒干。

2. 艾叶烟熏法

将少许纯艾叶点燃，再将其余大量的艾叶盖在火焰上，或使用清艾条（清艾条指的是用纯艾叶制作的艾条）直接点燃，慢慢烟熏房间，待燃尽后，室内继续密闭 1～2 小时，再打开门窗通风。每 10 平方米的密闭房间需要 2g 纯艾叶或 1

根清艾条。

中药烟熏空气消毒需注意：点燃后，可见明火，应待明火消失后方可离人，且放置的位置应远离易燃物品。

五"劳"伤身，你占几"劳"

中医讲"过犹不及"，久视、久卧、久坐、久立、久行，称为五劳，非常损伤你的身体。下面就从中医的角度来看看"五劳"对你产生的不良影响。

一、久视伤血

长时间用眼过度会感觉眼睛干涩，视力模糊，这是由于眼睛得不到血液的濡养所导致的。

"久视伤血"（《黄帝内经》），此处的"血"指的是肝血。中医讲"肝开窍于目""肝受血而能视"，目为肝之外候。眼睛过度疲劳，伤肝耗血，久而久之会出现面白无华（没有光彩）、面色萎黄，或头晕目眩等血虚表现。

典型病例：30多岁老花眼

我曾遇到一位30多岁的患者，起初感觉眼部干涩，自行买眼药水滴用，之后视物逐渐模糊，来就诊时已经带上了老花镜，沮丧地说："我年龄不大，才30多岁，就已经老花眼了，都怪我平时一直看手机。"还有很多小孩，整天玩手机、看电视、打游戏，在眼睛发育的关键时期，因"久视伤血"而影响了视力，早早地就带上了近视眼镜。

这样的例子比比皆是。因此，为了自身的健康，我们平时应该避免过度用眼。

二、久卧伤气

卧床过度会产生气喘、眩晕、乏力等，这是"久卧伤气"的严重后果。"久卧伤气"，气的推动能力就会变差，进而影响五脏六腑的正常运转，严重者会出现少气不足以息、声低气怯、肢倦乏力等气虚之候。而气的防御功能也会变弱，给病邪可乘之机。

例如疫情期间，患者杨某在家中久卧后出现头晕、恶心、乏力等表现，自觉体温异常，测量后发现低烧，于是向我咨询。我建议去发热门诊先排除"新冠"，又开了些补养气血的药物，叮嘱其一定适量活动。此后，很快就痊愈了。这就是久卧对我们健康的影响。

因此，为了不给病邪可乘之机，不要"久卧"，让身体动起来。

三、久坐伤肉

脾主肌肉、四肢，久坐则脾气不健。临床中，碰到过一位体型肥胖的患者，不爱运动，喜欢坐着，咨询我为什么越来越胖。我解释说，这是因为久坐导致你脾气不健，水湿运化的能力减弱，偏又爱吃油腻，湿浊停聚，使得你越来越胖。那么体型瘦小的患者就可能会问："为什么我常常坐着，没有变胖，反而颈部特别痛，腰也酸疼，有时还无力呢？"那是因为脾胃腐熟水谷的能力差了，气血化生不足，肌肉、四肢失于濡养，因此不但不会变胖，严重者还会出现肌肉松弛、四肢倦怠、软弱无力等表现。

四、久立伤骨

适当站立对于骨的发育有很好的作用，能促进身体血液循环，避免骨质的疏松。但是站立时间过长，则会"久立伤骨"。其根本原因在于久站损伤肾气，肾之精气不足，髓不足以充养骨，骨质则易被破坏，出现腰腿疼痛、四肢乏力等症，同时还会出现记忆力下降、注意力不集中、五心烦热、自汗、盗汗等肾虚证候。

五、久行伤筋

虽说"饭后百步走，长寿跟你走"，但是长时间行走或奔跑超出身体负荷，会造成肢体，尤其是下肢关节周围韧带等肌腱组织的损伤。

有一位老年患者喜欢散步，每天 2 万步，1 个月后不慎扭伤，疼痛难忍，检查发现韧带损伤以及半月板的撕裂。因此，行走应当适度，每天 3000 步到 6000 步就足够了，老年人应当慢走。当然不同人群运动量也会不同，适度即可。

综上所述，久视、久卧、久坐、久立、久行这"五劳"会损伤机体，进一步可引起脏腑功能异常，最直接的表现就是人体难以抵御外邪，从而因邪致病。因此，为了身体健康，我们应该避免"五劳"，劳逸结合，适度为宜。

小妙招：专避"五劳"

（1）久视：闭目 10 分钟，远眺运珠，眼睛顺时针、逆时针各五圈。

（2）久卧：严格遵守子午觉，晚上 11 时前休息，中午 11 时至 1 时睡午觉。

（3）久坐：起身，双手叉腰，腰部前屈后伸各 20 次；双手空心拳敲击背部 20 次。

（4）久立：手扶柜台或桌沿，做下蹲动作 20 次；一脚放桌上，身体向前弯曲，努力使身体与大腿紧贴，做压腿运动 20 次。

（5）久行：宜坐下来休息一会儿，或从上到下，拍打放松大腿和小腿的肌肉，揉按承山、血海、伏兔、梁丘等穴位，每个穴位至少揉按 20 次。

长期熬夜对身体的危害

古人日落而息，日出而作，而当今社会深夜仍灯火通明，很多人熬夜上网，甚至彻夜不眠。从健康的角度讲，晚上 11 时到第二天早上 6 时这段时间，是睡眠的"黄金 7 小时"，失去了再也补不回来。

缺觉或睡多了，其实对身体都不好。有关专家研究发现，睡眠时间在 6.5 ～ 7.5 小时之间，死亡率最低，少于 6.5 小时或者高于 7.5 小时之后，死亡危险率都大大增高，尤其是睡眠时间超过 9.5 小时或少于 4.5 小时，死亡危险率直接翻倍。这不是危言耸听!

一、长期熬夜损阴阳

俗话说"早上不起封杀阳，晚上不睡耗伤阳"。中医认为，人体内的阴阳会随着自然界一天阴阳的变化而变化，即天人相应。白天人因阳气盛而运动、办公，而天地运转到子时，阴气开始衰退，与此同时阳气渐长，最适合睡觉。熬夜就代表着白天消耗的阳气无法得到恢复，更加让体内的阳气流失，逐渐出现畏寒怕冷、手脚冰凉、消化不良、白天萎靡不振等表现，女子还会出现宫寒、痛经。

当然，熬夜不仅损阳，还损阴。夜晚本是阴气上升阶段，但是熬夜的话，阳气依旧停留，势必会损及阴血。比如，经常熬夜的人会发现头发特别油，甚至还会出汗，这就是消耗阴液的表现。而有的则表现为脸色的苍白，这是耗伤血所引起的血不能荣养头面所致。久而久之，会出现午后、夜间潮热、口渴咽干易上火、心悸、失眠、健忘等状况，女子还会出现月经量的减少。

二、熬夜致五脏功能紊乱

中医认为，一天 12 个时辰——对应着人体内的脏腑（表 5），五脏六腑都有对应的时间进行轮班休息，熬夜会导致五脏功能的紊乱。比如经常熬夜的人会有全身虚弱的感觉，说话有气无力，这是影响了肺；消化不良、拉肚子，这是影响了脾胃；干活速度变慢，脑子转不动，这是影响了肾。

表 5　时辰与脏腑对应表

时间	对应脏腑	注意事项
21：00～23：00	三焦	此段时间应安静或听音乐
23：00～1：00	肝	肝的排毒，需在熟睡中进行
1：00～3：00	胆	胆的排毒，需在熟睡中进行
3：00～5：00	肺	肺的排毒。此即为何咳嗽的人在这段时间咳得最剧烈，因排毒动作已走到肺；不应用止咳药，以免抑制废积物的排除
5：00～7：00	大肠	大肠的排毒，应排便
7：00～9：00	小肠	小肠大量吸收营养的时段，应吃早餐

其中 23 点到 1 点、1 点到 3 点分别是肝胆主时，长期熬夜会影响肝胆的功能。胆主决断，熬夜伤胆，会出现遇事犹犹豫豫，甚至胆小怯懦；而肝主疏泄，经常熬夜会影响情志的调节，导致情绪低落、抑郁，再加上身体的疲累，人很容易垮掉，做出一些偏激的事情。

三、熬夜的其他危害

1. 皮肤受损

一般来说，皮肤在晚上 10 点到凌晨 2 点进入晚间保养状态。如果长时间熬夜，皮肤会出现干燥、弹性差、缺乏光泽等问题；还有的会出现暗疮、粉刺、黄褐斑、黑斑等。

2. 抵抗力下降

在熬夜对身体造成的多种损害中，最常见的就是使人感觉疲劳，精神不振，身体抵抗力下降。而对于抵抗力比较弱的人来说，感冒等呼吸道疾病、胃肠道等消化道疾病也都会找上门来。

3. 记忆力下降

脑为髓海，精生髓，肾藏精，熬夜会暗耗肾精，无法充养脑，导致白天没有精神，头昏脑涨，记忆力减退，注意力不集中，反应迟钝，健忘等。

4. 视力下降

熬夜会使眼睛出现疼痛、干涩、发胀等问题，甚至患上干眼症。此外，眼肌的疲劳还会导致暂时性视力下降，严重者还可能诱发中心性视网膜炎，出现视力模糊、视野中心有黑影，以及视物扭曲、变形、缩小、颜色改变等，导致视力骤降。

5. 内分泌失调

熬夜导致新陈代谢紊乱，身体器官得不到好好休养，出现头晕目眩等；加上熬夜都是久坐或久卧不动，增加了患心血管疾病、高血压、中风、糖尿病等疾病的风险。

只有养成定时睡觉的习惯，保证每天充足的睡眠，不让自然节律被打乱，才会有精神抖擞的第二天。

年轻人的错误养生观

你是否在节食减肥？你是否在服用保健品？随着养生潮的来临，现代的年轻人也越来越重视养生，但是你的养生方式是正确的吗？

一、当代年轻人的特点

1. 气血盛，精力旺

《黄帝内经》总结了年轻人生理特点：肾气强盛，气血阴阳充足，因此筋骨才会强健，肌肉才会满壮，身体强壮，精力旺盛。而随着社会的发展，人民生活水平的提高，当代年轻人的气血、精力尤为旺盛，很少有营养不良的情况出现。

根据年轻人"气血旺盛"的这一特点，适当的进补对身体是有益的。但如果滥补，就会使得"阴阳"的天平出现倾斜，得不偿失。

2. 生活习惯差，易冲动

现今，很多年轻人30多岁就出现了脱发、牙齿松动；还有的年轻人熬夜过久，出现心跳加快，甚至猝死；甚至有的年纪轻轻就有了三高，或患有癌症。这无不表明现代年轻人"已经出现了早衰"，这是为什么呢？

《素问·上古天真论》对这种生活就进行了总结："今时之人不然也，以酒为浆，以妄为常，醉以入房，以欲竭其精，以耗散其真，不知持满，不时御神，务快其心，逆于生乐，起居无节，故半百而衰也。"总的就是不良的生活习惯（比如暴饮暴食、熬夜、缺乏锻炼等）使得身体过早被消耗、过度消耗，所以年纪轻轻身体就过早地衰老了。

其次，年轻人精气充沛，精气过盛时，身体自己就会找出路，所以容易冲动，比如打架斗殴，还有一些生理上的冲动，出现了手淫、房事过度等情况。

二、几种错误的"养生"方式

1. 夏暑贪"凉"

夏暑季节，年轻人贪凉饮冷，这会损伤我们的阳气，出现胃疼、食欲不振、腹胀腹泻、痛经等。暑天，我们可饮用常温的绿豆汤、红豆薏米粥等祛暑饮品，切不可过度贪凉。

2. 夜晚运动与过度运动

现代年轻人大多因工作、学习等原因，选择在晚上运动，而中医认为这种运动方式是错误的。白天属阳，主动；夜晚属阴，主静。简而言之，就是白天活动，晚上休息。晚上不适宜进行较剧烈的运动，剧烈运动会造成人体阴液的大量耗损，长此以往，会出现心烦、失眠、手脚心发热等症状。

我们应选择晨起或午后，或相对碎片化的时间适当进行运动，晚上则可选择进行一些相对柔和的运动，例如慢走等。

还有一种错误的运动养生观念，就是疯狂运动。比如超负荷的举杠铃、马拉松式的长跑等，这种疯狂的健身方式会导致心脏负荷增加、关节的过度损耗、肌肉拉伤。因此，运动也要适度。

3. 晚餐丰盛

现代年轻人的生活节奏快，往往不吃早饭，而晚饭相对丰盛，这种饮食习惯是错误的，不符合养生要求。

我们应形成"早饭要吃好、午饭要吃饱、晚饭要吃少"的饮食习惯，从而保障机体正常的新陈代谢活动。

当然还有其他的错误养生方法，比如节食减肥、用熬夜神器"褪黑素"等，这些都对年轻人的健康不利。

三、年轻人该如何养生

《素问·上古天真论》云："上古之人，其知道者，法于阴阳，和于术数，食饮有节，起居有常，不妄作劳，故能形与神俱，而尽终其天年，度百岁乃去。"

1. 法于阴阳，和于术数

按照自然界变化规律生活，采用正确的养生保健方法来进行调养。

2. 食饮有节

一日三餐要规律，并且要注意饮食卫生，注意节制，每餐七八分饱即可。不可暴饮暴食，不可过食辛辣、寒凉、肥甘厚味之品。

3. 起居有常

生活起居有规律，例如春天晚睡早起、夏天晚睡早起、秋天早睡早起、冬天早睡晚起。晚睡也不可超过23点。随季节变化及时增添衣物，适当地增加户外活动，例如快走、慢跑等，增强体魄，提高自身免疫力。

4. 不妄作劳

不要做超出身体所承受程度的劳作，包括工作和房事。

5. 纠正恶习

要纠正不良的生活习惯，包括穿露脐装、不穿秋裤、长时间低头玩手机、抽烟、喝酒等，这些都会对机体造成损害，导致身体的"早衰"。

最后，年轻人情绪易波动，应保持平和的心境和积极的心态，努力做到"恬淡虚无，真气从之"。

老年人如何保健

老年人随着年龄的增长，身体机能在慢慢衰退，会出现很多不适的症状。现在我们就来聊一聊如何通过保健来延缓衰老，提高晚年的生活质量。

一、老年人的"体质"

前边给大家提到过老年人的体质特点是"老年多虚，老年多瘀"。

"老年多虚"，主要是指脏腑功能的衰退所造成的"虚"。上一层楼或稍一活动就会大喘气，或者出现体内脏器下垂的情况，如子宫脱垂就是气虚的表现；老年人皮肤多苍白、爪甲不荣，这是血虚；老人腰膝酸软、两腿无力，还经常头晕目眩，这是阴虚；老人常手足冰凉，晚间夜尿繁多，这是阳虚的表现。

"老年多瘀"，指的是老年人代谢功能的下降，"垃圾"排不出去了，堆积时间久了，就会引起各种各样的疾病。

现如今，空巢老人比比皆是，情感的缺失，常会感到孤独、忧郁、烦躁，易出现心理疾病，严重者甚至会出现自杀倾向。因此，我们尤其要关注老年人的情感问题。

二、老年人保健四则

1. 衣

老年人阳气偏弱，在寒冷时节要注意保暖，尤其要注意头颈部、膝关节、脚部的防护，可以戴帽子、围巾和穿护膝、棉鞋；在温度相对温暖的时节，及时递减衣物，以防大汗伤阳，出现神疲乏力等症状。

2. 食

老年人的脾胃功能及肠道蠕动功能减弱，应注意多吃一些易消化吸收的食物，还需注意营养的均衡，可通过适当的食疗方法来补益身体，如健脾胃的山药薏米芡实粥、扁豆红枣粥、山药糕等。

3. 住

现代独居的老人越来越多，容易感到孤独寂寞，老年人应多与人交流，多参加一些集体锻炼的活动，如广场舞，充实自己的老年生活。

4. 行

很多老年人因身体不便而减少户外活动，这种方法不可取。老年人应适当增加户外活动，经常晒晒太阳，有利于防止骨质疏松的发生。同时出门要注意安全，携带辅助工具，以防意外的发生。

此外，还要注意保持心情的舒畅，不可大悲大喜，保持心境平和，以防过度的情绪刺激发生意外。

三、老年人如何自行解决身体不适

1. 便秘

便秘可以说是老年人的通病，严重的便秘易诱发心脑血管意外的发生。

便秘时会屏住气用力排便，屏气会使肌肉紧张、血管收缩，导致血压升高。老年人血管弹性下降，而脑血管的血压升高，则易诱发脑血管意外；对于患有心脏疾患的老人，屏气排便会引起心肌供氧不足，诱发心绞痛或心肌梗死。

专家支招：

（1）多饮用些蜂蜜水、山楂萝卜梨水来改善便秘。

（2）顺时针摩腹，下推腹部，促进胃肠蠕动。

（3）减少番泻叶等寒凉药物的使用，长期使用此类药物会损伤胃肠功能。

2. 骨质疏松、骨折

肾主骨、生髓，通于脑，随着年龄的增长，肾气虚衰，导致骨骼得不到充足的营养，从而易发骨质疏松和骨折。

专家支招：

（1）老年人应在天气允许的情况下适当增加室外活动，多晒太阳，适当补充蛋白质、钙及维生素 D，例如食用鱼类、蛋类、豆制品、虾皮等来改善骨骼的营养状况。脾胃弱者，要少食不容易消化的食物，如肉食、豆制品等。

（2）预防摔跤，出门携带辅助工具，例如手杖、老年行走助行器等。

（3）适当服用一些补肾的食物或者药物，例如枸杞红枣小米粥、六味地黄丸等。此外，补肾也能预防老年痴呆。

3. 失眠

中医认为，引起失眠原因多为气血不足、脾胃不和、精神紧张这三种。

气血不足型，表现为睡得不踏实、似睡非睡、白天精神不振等症状；脾胃不和型，则表现为夜间睡不安稳及胃脘部的胀满不适等症状。

专家支招：

（1）气血不足型失眠，可以适当地进行补益，如服食补充气血的当归羊肉汤等。

（2）脾胃不和型失眠，要控制晚饭食量的摄入，不宜食用难消化的食物，避免吃得过饱，可适量服用大山楂丸、健胃消食片等助消化，以免"胃不和则卧不安"。

（3）对于由不良情绪或者精神紧张引起的失眠，可通过听舒缓音乐、看书、泡脚、按摩头部经络等方式调节。另外还要注意睡眠的环境。

4. 三高

当今社会很多人都患有"三高"——高血压、高血糖、高血脂，而老年人身体的各项机能减退，体质变差，三高的发病率更高，易在此基础上并发其他疾病，如脑卒中等。

专家支招：

（1）老年人应保持心态平和，避免产生大悲大喜等过度的情绪刺激；适当增加运动量，如快走等；调整饮食结构，不可过食肥甘厚味，还要减少盐的摄入。

（2）高血糖可通过严格的饮食控制及适当的运动来有效控制，当这些方法无效时，再使用降糖药物。

（3）将丹参、三七、山楂各3g，每日冲服一次，可降血脂。

此外，有心脏疾患的老年人吃饭不可过饱，过饱不仅会对胃肠造成负担，也会使心脏负荷增大，从而导致心血管意外的发生。

四、养生小妙招

可选用艾条直接灸或者灸盒，灸养老穴、中脘穴、气海穴、关元穴、命门穴、足三里穴，一个月可灸4～5次，艾灸以穴位局部温热为度。此法具有延年益寿，强身健体之功。

小儿反复感冒怎么办

生活中，小儿总爱感冒。虽说感冒不是什么大病，但是护理不当，极易反复发作，不仅让孩子苦不堪言，也让父母身心俱疲。

一、小儿为什么容易反复感冒

1. 内因

这主要和小儿特殊的生理特点有关。孩子身体躯干虽然已经长成，但是身体机能还未完全成熟和完善，脏腑娇嫩，抵御病邪的能力比较弱。具体来说，就是肺、脾、肾常不足。而小儿反复感冒，主要与肺、脾二脏不足有关。

（1）肺常不足：是指肺脏发育尚未完善，肺叶娇嫩。而且人体卫外之气（卫气）与肺有关，小儿卫外功能较成人弱，加上小儿冷暖不知自调，外邪很容易从口鼻、皮毛侵入体内，从而出现畏寒、发热、鼻塞流涕等症状。再加上调养不当或误治，导致肺气虚弱，反复感冒。

（2）脾常不足：脾为后天之本，是人体各项机能的"后勤保障部队"。而小儿脾常不足，脾胃功能尚未完善，运化水谷的能力不足，是反复感冒的内在因素。再加上小儿对饥饱不知自调，极易损伤脾胃，导致气血生化乏源，卫外之气缺少补充，体质也会逐渐下降。

脾属土，肺属金，脾与肺为母子关系，子（肺）病常会及母（脾），比如小孩感冒时常会出现食少、食滞、厌食、大便不调、神疲乏力等脾胃虚弱的症状。母病也会及子，脾虚化源不足，水谷精微不能上输于肺，使肺卫失养，营卫失调，则出现反复感冒的现象。

当然，小儿反复感冒也与肾不足相关。肾为先天之本，生命之根，肾精的充足与小儿生长发育快慢、体质强弱有关，尤其是很多早产儿因先天禀赋不足，造成体质偏弱，极易因外感病邪而生病。

2. 外因

（1）固护不当：天气寒凉，小儿穿衣太厚，一则会产生内热，二则更容易汗出受风，从而增加了感冒的机会。故此，衣物一定要根据气温变化随时增减。

（2）喂养不当：小儿的喂养，稍有疏忽就会造成消化不良。小儿脾常不足，如喂养不当，就更加重了脾胃的负担，导致运化能力减弱，时间长了，小孩子就会出现神疲乏力、面色萎黄的症状。

另外就是西医的过度治疗，比如抗生素和激素的滥用，使孩子脾胃受损，肾元消耗，抵抗力减弱，稍受外邪就会再次感冒。

二、如何防治小儿反复感冒

我们要从两方面来解决小儿反复感冒的难题：第一步消除外感证候；第二步调脾胃，来增强宝宝的抵抗力，修筑一道防御外邪的"长城"，正气充则邪自退。

1. 除外感

消除外感证候需要找专业的医生进行辨证论治。但作为家长，平时应注意避免一切外感的因素，比如注意气候变化，做到适时增减衣物。很多小孩子反复感冒也和体内有伏邪有关，尤其是寒邪，可于三伏天、三九天进行三伏贴、三九灸，以增强体质，祛除体内潜伏的寒邪。

2. 调脾胃

"要想小儿安，三分饥和寒。"小儿脾胃消化功能不完善，因此饮食上，应注意营养搭配，宁可少吃，不要多吃，营养齐全即可。由婴儿到断乳，添加辅食要循序渐进，比如从米汤到稀粥，再增稠到米饭；从菜汁到菜泥，乳牙萌出后再试食碎菜，不可操之过急，否则适得其反，反而造成小儿消化功能紊乱，不利于小儿生长发育。

小妙招

（1）山楂山药糕：适量的山药与山楂上锅蒸软，分别捣成泥，山药擀成面皮，山楂泥做成圆柱条状，山药面皮卷住山楂条，食用时可切成一段一段的，再用苦菊叶包住。小儿食之，既可健脾消食，又可补肺脾肾。

（2）八珍糕：茯苓 50g，莲子肉 50g，薏苡仁 50g，山药 20g，芡实 20g，炒白扁豆 20g，白术 10g，陈皮 3g，砂仁 1g。以上药材打粉，掺入大米粉蒸成米糕食用。或者直接煮着喝，取一平勺药粉（约 10g），用冷水调匀，大火煮沸即可关火，待温服用，也可以加在米里一起煮饭或熬粥。

脾胃健，气血盛，抵御病邪的能力也就会提升。如果小儿吃了不易消化的食物或吃的过饱，可食用一些大山楂丸，平时也可以食用梨山楂白萝卜水。

3. 其他方法

（1）小儿捏脊法：小儿脊背部皮肤，从龟尾向上沿脊柱中线一直捏到颈部，边捏边向上移动，每捏拿 3 次再向上提捏 1 次，重复操作 6 ～ 8 遍。此法能促进小儿气血运行，改善脏腑功能，增强小儿免疫力，促进生长发育。

（2）三伏贴：在一年中最热的三伏天应用，具有温经散寒、补虚助阳的作用。

最后，小孩子除了容易感冒外，还易受惊吓，出现晚上哭泣、惊风、抽搐和发热，心理上容易自卑、胆怯，所以家长们尤其要注意好好陪伴孩子，给他们一个安全感，并且避免受到惊吓。

女人爱护自己，从自测开始

女性的一生是美丽的、绚烂的，但也是脆弱的，不只是心灵的脆弱，身体也常常受到疾病的侵扰。因此，女性更需要自己来爱护自己。

一、女性哪些不适要注意

谈爱护，女性要先知道哪些不适需要注意，提前发现征兆，及早进行治疗，这才是对自己最大的爱护。

1. 部位定病

乳房胀痛，可触及肿块，多可能是乳腺的增生；乳房压痛，压痛点能摸到硬块，应警惕乳房肿瘤的发生；乳头溢血，要警惕乳腺癌的可能。

整个下腹部的疼痛则可能是盆腔炎；下腹两侧疼痛多见于附件炎；下腹中间疼痛可能是宫颈炎；外阴瘙痒、灼热或疼痛多见于阴道炎。

2. 症状定证

月经先期，量多，色深红，质稠，多属血热。

月经后期，量少，甚则经闭，头晕，多属血虚；月经后期，量少，甚则闭经，体胖，多属痰湿。

月经经期不定，量或多或少，色淡，多属虚证；月经骤停，两侧胁肋胀满，小腹痛，多属气滞血瘀。

带下多、质浓，外阴痒，多属肝经湿热；白带多、质稀，脘腹胀，多属脾虚湿盛。

面部浮肿，腰酸痛，多属肾虚；手脚冰凉，后腰凉，月经色黑有块，伴腹痛，多属寒湿重。

二、女子养护从肝开始

女子一生以血为重，经、带、胎、产都与血密切相关，而"肝主藏血"，可调节血量，且"肝主疏泄"，能够保证气血的正常运行，故女子养护从肝开始。

"经络所过，主治所及"，是指腧穴主治本经循行所过及所联络脏腑的病症。足厥阴肝经从足至胸，"绕阴器而行"，上行过下腹、乳房，故肝经主治乳房、腹部及前阴等妇科病。同时，女子特别容易生闷气、情绪低落等，造成肝郁脾虚而致病。因此，我们平时可通过按揉肝经和调节情志来达到养护的目的。

三、女子八髎养护

人体腰骶部有这样一组穴位，称为"八髎穴"，其位置正对女性盆腔、胞宫（指子宫）。

八髎穴主治月经不调、带下异常等妇科疾病，可以通过按揉八髎穴来调理女性身体。艾灸此处可以暖宫散寒，治疗相关女性疾病。

四、调理冲任

陈自明《妇人大全良方》中说："妇人病有三十六种，皆由冲任劳损而致。"说明妇科疾病与冲任劳损有关。冲任二脉起于胞中（女子指子宫），冲脉为"血海"，具有调节女子月经的作用；任脉主胞胎，又主一身之阴，具有调节月经、促进女子生殖功能的作用。冲任二脉储存的气血可以濡养五脏六腑，二者经气的充盈促使女性相关性腺功能的正常运行。

由此可见，调理冲任对女性多么重要。"列缺通任脉""公孙通冲脉"，平时可以通过按揉这两个穴位来调理冲任。

五、女性如何爱护自己

1. 饮食宜忌

女子以血为根本，宜多吃补益阴血的食物，如黑米、花生、芝麻、桂圆肉、红枣、猪肝、鲤鱼等；不宜食寒凉的食物，少食辛辣、肥甘厚味。避免过度减肥，过度减肥会导致月经量的减少，甚则闭经。

小贴士

推荐一款姜枣茶，具有补中益气、驱寒暖胃的功效。生姜20g，红枣去核4颗，与水200mL一起放入锅中，大火烧开，红糖30g倒入其中，小火熬制10分钟即可。倒入碗中冷却至60℃左右服用。姜枣茶不仅能暖胃，而且还能对痛经起到有效的缓解作用。

2. 推拿按摩

（1）指揉穴位：单指或两指并拢按揉中封、关元、列缺、公孙、三阴交等穴，按揉3～5分钟。按压力度以有酸胀感为宜。

（2）浴手揉搓八髎穴：双手搓热后，手掌紧贴于腰骶部八髎穴，进行上下来回揉搓，速度不宜过快，以皮肤感觉温热为度。

3. 艾灸保健

生活中，可以艾灸关元、子宫、八髎、足三里、三阴交等穴位，也可循肝经、冲任二脉进行艾灸，灸 10～15 分钟。也可置温灸盒于肚脐处，灸 30 分钟。小心烫伤。（艾灸操作及注意事项详见本书中的《灸出你的健康来》）

综上所述，生活中女性可以从饮食、推拿按摩、艾灸保健等方面来养护自己。如果我们出现身体不适，却无法通过这些方法缓解，说明病情较重，就需要去医院就诊。女性疾病早发现、早治疗，就是对自己最大的爱护。